CAUSERIES

PAR

LE D' GRELLETY

Médecin consultant à Vichy
Secrétaire de la Société de thérapeutique, Lauréat de l'Académie
(médaille d'argent des eaux minérales)
Membre du Concours médical, des Sociétés d'hydrologie, d'hygiène,
Correspondant des Sociétés médicales
d'Angers, Bordeaux, Le Mans, Lille, Limoges, Lyon, Marseille
Nice, Orléans, La Rochelle,
Reims, Toulouse, Tours et Varsovie

MACON

PROTAT FRÈRES, IMPRIMEURS

——

1891

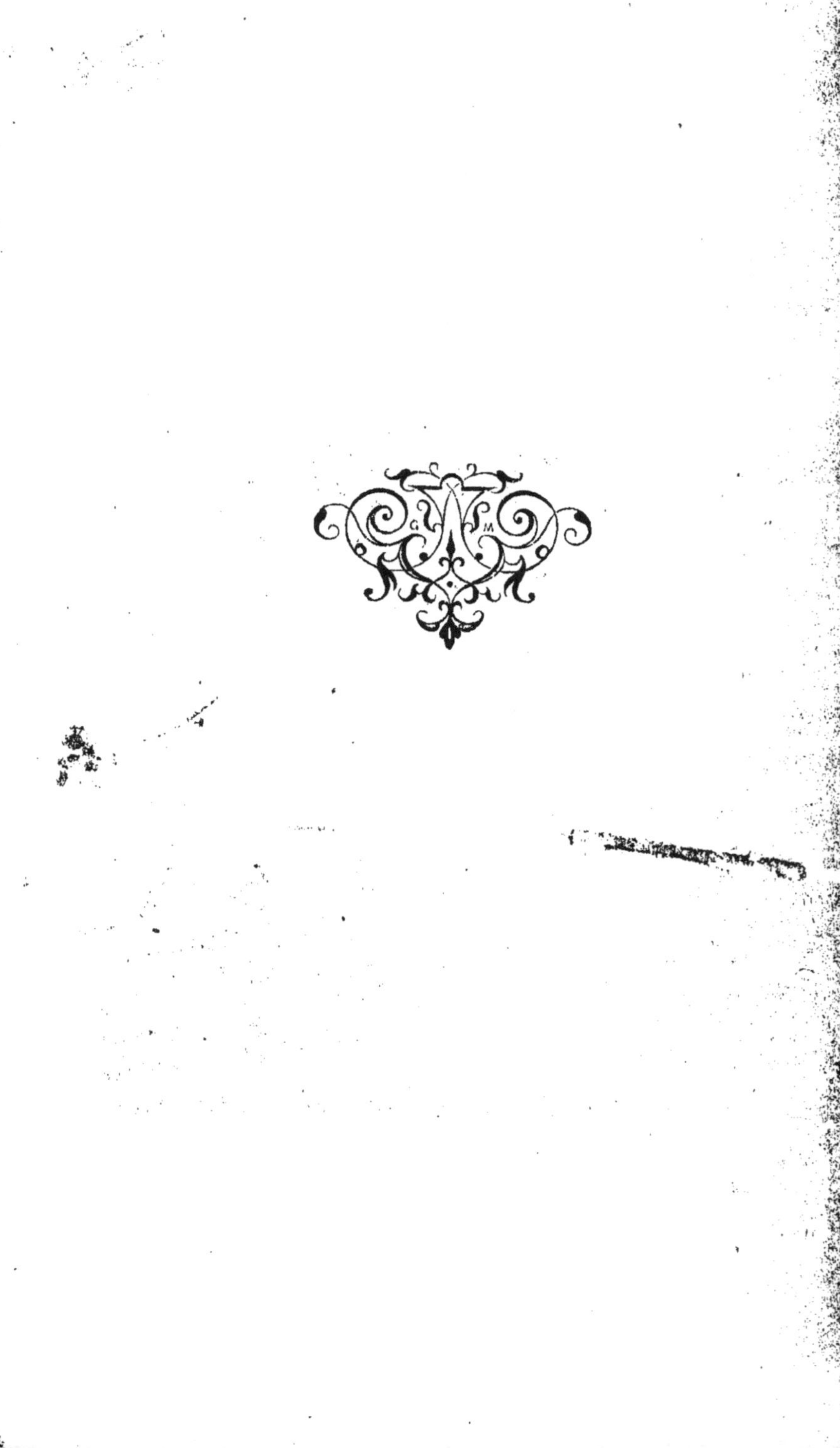

POUR LES MÉDECINS

CAUSERIES

SOMMAIRE

POUR LES MÉDECINS

CAUSERIES

PAR

LE Dr GRELLETY

Médecin consultant à Vichy
Secrétaire de la Société de thérapeutique, Lauréat de l'Académie
(médaille d'argent des eaux minérales)
Membre du Concours médical, des Sociétés d'hydrologie, d'hygiène,
Correspondant des Sociétés médicales
d'Angers, Bordeaux, Le Mans, Lille, Limoges, Lyon, Marseille
Nice, Orléans, La Rochelle,
Reims, Toulouse, Tours et Varsovie

MÂCON

PROTAT FRÈRES, IMPRIMEURS

1891

Amicus amicis !

Je n'alléguerai pas les nombreuses sollicitations de mes intimes et de mon entourage, pour justifier l'apparition de ce volume, composé d'articles publiés à tort et à travers, dans divers journaux, qui, malgré leur haute tenue scientifique, avaient bien voulu les accueillir. Ils étaient destinés à reposer de la lecture absorbante des mémoires originaux et des comptes-rendus académiques; ils représentaient une sorte de halte dans ce bois touffu de science.

J'ai pensé simplement que quelques-uns des bons amis que je possède aux quatre points cardinaux, — amis de toutes les heures, des bons et des mauvais jours, dont je connais la bienveillance, — pourraient avoir quelque plaisir à parcourir ces feuilletons, au moins les jours de pluie et de désœuvrement. Nous ne sommes plus au temps des études de longue haleine et les lecteurs patients sont devenus plus rares encore que les bénédictins ; on ne lit plus qu'en courant et en fumant. — Ce livre, fruit de mes loisirs d'hiver, répond donc au goût du jour, au programme de l'époque.

J'ajouterai, au risque d'être accusé de présomption et d'idolâtrie paternelle, qu'après un certain travail d'échenillage, j'ai aussi réuni ces notes... pour me faire plaisir, — pour me procurer les impressions agréables qu'un grand-père éprouve à assembler ses enfants et ses petits-enfants à son foyer. — Cela le réchauffe comme un cordial et le rajeunit momentanément.

Ah ! certes, malgré son indulgence bien légitime, l'aïeul ne s'illusionne pas sur les lacunes et les défauts des siens. Il connaît le faible et le fort de chacun, les tares physiques ou morales des jeunes et des vieux ; mais il se plaît à oublier vices et travers, pour ne songer qu'aux espérances réalisées, qu'aux émotions heureuses, que lui rappellent ces têtes blondes ou brunes.

Comme les enfants qui ne sont pas habitués à recevoir des joujoux et les font durer, il économise ses joies, et quand le son en est éteint il écoute l'écho.

C'est Victor Hugo, je crois, qui a dit ceci : Quand on a des cheveux gris, il ne faut pas revoir les opinions pour qui l'on faisait la guerre, et les femmes à qui l'on faisait l'amour, à vingt ans. — Femmes et opinions paraissent bien sottes, bien ridées, bien chétives, bien édentées.

Eh bien, malgré cette opinion, je trouve qu'arrivé au haut de la colline, qu'on va descendre prestement, il y a un certain plaisir à se retourner, à embrasser d'un dernier regard le chemin parcouru, à emporter un modeste bouquet des fleurs, plus ou moins rustiques, cueillies le long de la route.

C'est ce que j'ai voulu faire, en réunissant en gerbes quelques-unes des sensations de ma vie, en sauvant de l'oubli ces causeries familières, dont la plupart n'ont malheureusement pas cessé d'être d'actualité. — Puissent-elles réveiller dans le cœur de mes vieux camarades, que je n'oublie pas, malgré l'éloignement, les plus doux souvenirs de notre cher passé, sur lequel tombe déjà une sorte de nuit et qui tend, hélas! comme toutes choses, à s'effacer et à disparaître dans le lointain brumeux!

Dr GRELLETY.

AUX JEUNES MÉDECINS

QUI DÉBUTENT

On n'aime guère les sermonneurs, je le sais. C'est connu au moins depuis Cassandre, en passant par les Parlements, qui prodiguèrent toujours avec insuccès leurs remontrances aux rois. Aussi n'est-ce pas un prédicant morose qui vient faire ici des recommandations aussi inutiles que soporifiques. Son but, beaucoup plus modeste, est de signaler à nos cadets quelques-unes des épines qu'ils rencontreront sur leur route.

Notre profession comporte des déboires comme les autres, plus que les autres peut-être ; mais on peut éviter bien des déceptions en connaissant un peu mieux les écueils et les passages difficiles à traverser.

I

Tout d'abord, il importe de n'avoir d'adversaires avérés nulle part; c'est déjà bien assez des ennemis inconnus qui, par jalousie, envie, amour-propre froissé, ne perdent aucune occasion de nous nuire et sèment dans l'ombre, sur notre route, les graviers invisibles qui font trébucher.

Les petites gens sont, en particulier, très susceptibles et demandent encore plus de ménagements que les personnes d'une certaine éducation. C'est un noyau promptement hostile, qui ne tardera pas à grossir, pour peu que vous lui donniez prise. Il est de la dernière importance que votre concierge, ce tyran domestique salarié, ne soit pas au nombre des recrues et ne fasse pas chorus.

Pour ne pas vous l'aliéner, essuyez vos pieds en rentrant, et graissez-lui la patte le plus souvent possible. Soyez réservé comme un secrétaire d'ambassade de la vieille école. Le médecin ne doit être ni onctueux, ni morose, ni évaporé, ni bavard, ni muet, ni obséquieux, ni rude. Il doit avoir le mépris silencieux et mettre en pratique le décalogue de la conversation :

1° Parle peu, écoute beaucoup, n'interromps jamais.

2° Conserve le naturel dans le ton comme dans les pensées.

3° Que ta voix ne soit ni assez basse pour qu'on doive faire effort pour l'entendre, ni assez élevée pour qu'on se fatigue à t'écouter.

4° Parle à chacun de ce qu'il sait le mieux ou de ce qu'il aime le plus ; ne hasarde rien devant ceux que tu ne connais pas.

5° Si tu racontes, évite les détails oiseux ; que tes récits puissent intéresser tout le monde.

6° En toutes matières, préviens la satiété.

7° Cherche plus à plaire qu'à briller ; évite de te mettre en scène ; excepte-toi des éloges que tu distribues et ne laisse pas croire que tu n'en donnes que pour en recevoir.

8° Ne sois, dans tes discours, ni rigoriste, ni licencieux.

9° Montre-toi bienveillant sans flatterie, sincère sans rudesse ; préoccupe-toi de n'offenser personne ; use peu de la raillerie, jamais de la méchanceté.

10° Ménage les opinions d'autrui, même les préjugés ; accepte de bonne grâce la contradiction, et, si tu réfutes, ne discute pas.

Dans un article intitulé : *Ceux qui médisent des médecins*, le Dr Combe en a signalé, jadis, diverses catégories, dont voici, avec quelques variantes, les principaux spécimens.

Ce sont :

1° Les dames dont le médecin expertise l'âge avec une justesse indiscrète.

2° Les neveux et nièces dont il fait durer l'oncle trop longtemps.

3° Les cocottes ou non cocottes, dont les flueurs blanches sont appelées par lui de leur vrai nom.

4° Les femmes avancées, contrariées par un retard de plusieurs mois, qu'il n'a pas voulu faire cesser.

5° Les mères dont il n'épouse pas les filles majeures.

6° Celles qui portent des postiches, cheveux, dents, rotondités, dont il a découvert la supercherie.

7° Les maigres, dont il n'a pas admiré la plastique.

8° L'opulente Mme Putiphar, dont il a repoussé les avances. Enfin, tous les cacochymes chroniques, les divas au larynx délicat, les romanciers gastralgiques, tous les êtres caducs et neutralisés, à qui il ne peut rendre vingt ans.

Cette liste pourait être facilement allongée. Elle suffira pour donner aux indépendants un avant-goût des félicités de la terre promise.

Ils auront de la chance s'ils ne sont pas victimes de ces langues déchaînées. Puissent-ils s'en consoler et élever leur âme au dessus de la bassesse de certaines calomnies, en pensant, avec M. de Falloux, que « l'injure suit la loi des corps physiques et n'acquiert de gravité, qu'en proportion de la hauteur dont elle tombe ».

II

Ce deuxième paragraphe, encore plus important que celui qui précède, sera consacré à la femme. Il vise surtout les jeunes médecins, encore célibataires, qui s'installent dans un de ces bourgs où il pousse de la salade dans les rues. L'endroit, fût-il orné d'un sous-préfet et d'un receveur particulier, ce serait exactement la même chose. Dans les petites cités, comme dans les villages, on sait tout ce qui se passe chez le voisin ; on est au courant de ses moindres faits et gestes, et les nouveaux venus ont surtout le don de surexciter la curiosité publique. Il s'agit, par conséquent, de ne pas fournir prétexte aux cancans par des légèretés ou des inconséquences.

Ah ! ~~parbleu~~, vous trouverez là-bas des demoiselles de compagnie fort disposées à accepter le premier venu, les yeux fermés et les bras ouverts. Mme Bovary elle-même vit encore et n'a pas cessé d'aimer son prochain.

Je ne parle pas, à dessein, de la complaisance des Martons en tablier blanc ; il faut sortir du collège pour s'abaisser à de pareilles mésalliances.

Eh bien ! dût votre sagesse être chèrement payée, il est de la dernière importance que vous restiez insensible aux appels des unes et des autres. Si la galanterie rôde autour de votre demeure, fermez soigneusement portes et fenêtres. La liberté de jambage, comme la mendicité, est interdite dans le département, ne l'oubliez pas. Jusqu'à nouvel ordre, consacrez le meilleur de vous-même à la science, qui devra toujours être, d'ailleurs, la vraie préférée de votre cœur.

Aux passionnés et aux impatients, dont le cœur (!) a l'horreur du vide et bat la générale avec une facilité exceptionnelle, à tous ceux qui sont en appétit de féminine accointance et réclament ardemment l'amour ou la mort, je réponds : ni l'un, ni l'autre... le mariage ou la douche... Il y a des établissements d'hydrothérapie dans la ville voisine.

D'abord, pour ne pas succomber, évitez toutes les occasions de tenter ou d'être tentés... si ce n'est pour le bon motif. Pas de flirtage incandescent, ni de tendres aveux, c'est trop dangereux.

On a beau être sûr de soi, se retrancher derrière une sécurité dédaigneuse ; avec le temps et l'abstinence, on s'enflamme peu à peu l'imagination, et c'est par une évolution insensible qu'on arrive à la catastrophe finale, c'est-à-dire à plonger une incisive coupable dans le fruit défendu. Nous savons, d'après La Fontaine,

> Que tel est pris qui croyait prendre !

De grâce, dès que le danger deviendra menaçant, préparez votre fuite pour... Varennes, sans cela gare les incorrections et les longs tracas qu'elles amènent.

Quant aux confrères mariés, ils n'ont plus aucune raison de s'afficher, et ils se préparent des ennuis irrémédiables, s'ils se risquent dans des aventures extra-conjugales. Le plus simple, puisque la femme est encore notre meilleure réalité et notre éternel idéal, c'est encore d'aimer le plus possible la sage, l'honnête et souvent la jolie mère de ses enfants.

III

Braquons maintenant notre objectif d'un autre côté, sur les honoraires, qui sont si souvent une cause de dissentiment : Fonssagrives a dit depuis longtemps qu'on ne paie rien avec autant de peine que son médecin. On voit, en effet, des familles fort scrupuleuses se laisser aller avec la plus grande facilité, en cette matière, à des omissions inexplicables ; elles retardent le plus possible l'expression *matérielle* de leur reconnaissance. Or, comme le temps ne fait qu'affaiblir le sentiment du service rendu et de l'obligation morale de la rétribution, je ne saurais trop engager les débutants à ne jamais attendre plus de six mois pour réclamer leur note, et à ne pas laisser grossir outre mesure les dettes de leurs clients.

Sans faire preuve d'une coupable avidité, on peut se rappeler le prudent conseil qui suit : *Recipe dum dolet, nam sanus solvere nolet*; « fais-toi payer pendant que le malade souffre, parce que, une fois guéri, il refusera de le faire. » Le client qui paie son médecin, a-t-on dit depuis longtemps, n'est qu'exigeant ; celui qui ne le paie pas est un despote.

Evidemment, il n'y a pas de règle pour obtenir et pour fixer les honoraires ; pour le client comme pour le médecin, c'est une question de pudeur, proportionnée à la position de chacun et à l'importance du service rendu. Mais la plupart des médecins pourront d'autant mieux faire apprécier leur intervention, qu'ils abuseront moins des relations de voisinage. Le sympathique D⟨r⟩ Cadet de Gassicourt leur conseille de se présenter avec cette noble simplicité qui écarte l'idée du besoin, et cette affabilité pleine de réserve qui appelle la confiance, sans permettre la familiarité ; de ne pas se prodiguer, d'être prêts à voler gratuitement au secours de l'indigent qui souffre, tout en ne cédant rien de leurs droits à l'avarice opulente, et de préférer la perte de tout ce qui leur est dû à une honteuse transaction !

En somme, une profession qui raccourcit la vie, qui condamne à un travail incessant et conduit rarement à l'aisance, demande à être honorée, et le public nous juge un peu d'après ce que nous lui demandons. Il faut en tenir compte et se faire payer convenablement par ceux qui le peuvent, sans montrer trop de rapacité.

A ce point de vue, certains chirurgiens et quelques grands consultants ont fait beaucoup pour relever la profession. Ils ont habitué peu à peu le public à se montrer plus large, à mieux reconnaître les services des petits praticiens, qui accomplissent le plus souvent leur tâche avec énormément de zèle et d'attention.

IV

Je terminerai par une courte excursion sur le terrain toujours brûlant de la politique. Je tiens essentiellement à ne froisser personne et n'ai d'autre désir que d'être utile.

Un certain nombre de médecins ont été nommés députés aux élections dernières ; un plus grand nombre encore ont brigué en vain les suffrages de leurs compatriotes.

J'ai assisté à diverses réunions, où nos collègues faisaient piètre mine ; j'en connais d'autres qui se sont aliéné à tout jamais leur circonscription par l'énergie de leurs médications, je veux dire de leurs programmes ; qui ont tout perdu, au bout d'un certain temps, fortune, clientèle et tranquillité, ce qui prouve, une fois de plus, qu'un médecin n'a presque jamais rien à gagner en se mêlant à la lutte farouche des partis, quelles que soient leur nuance et la couleur de leur drapeau.

On commence par des discours ; on finit par la violence ou par l'iniquité, que l'opinion conseille et que la foule applaudit.

Si vous tenez à assurer le repos de vos vieux jours et le bien-être de ceux qui vous entourent, ne recherchez pas le commerce des médiocrités présomptueuses, des infatués en peine de popularité ou en soif d'évidence. Efforcez-vous de planer au dessus des passions et des compétitions ambiantes, au dessus des aventures gouvernementales et des drames insurrectionnels.

L'ENTERREMENT DU DOCTEUR X...

Le docteur X... a succombé à la tâche, à la grande, très grande joie du Dr Y..., l'un de ses voisins. La famille a bien fait les choses ; à celui qui l'aimait tant, mais qui ne peut plus l'entendre, on n'a pas ménagé la musique. Les violoncelles et les enfants de chœur, aux voix indécises, insexuées, ont soupiré des lamentations en mineur et divers assistants ont souhaité, les ambitieux, d'être aussi agréablement bercés, lorsque l'heure de leur dernier cauchemar aura sonné. Bref, ses funérailles ont été convenables, malgré les prix excessifs de l'exportation funèbre, ce qui n'engage pas à se faire véhiculer dans l'autre monde. — Un cocher, superbement galonné et qui n'a pas à redouter de récriminations de la part de son client, le conduit sur un corbillard, couvert de fleurs, selon la mode, vers la principale nécropole, vers ce qu'on est convenu d'appeler le champ du repos, bien que le Père-Lachaise soit devenu le siège de prédilection des saturnales démagogiques.

Ce cimetière, d'ailleurs, c'est encore l'étouffe-
ment, l'écrasement, la promiscuité de Paris. Les
morts ne pourraient pas y dormir, s'ils n'avaient
pas le sommeil aussi tenace.

Le ciel nébuleux s'harmonise avec la gravité
de la cérémonie ; il s'est drapé de deuil, comme
le sanctuaire, et semble accentuer la mélancolie
des assistants. Voyons donc si l'état des esprits
correspond à cette apparence : il est facile de
recueillir des lambeaux de conversations, en se
mêlant à la farandole noire. Je les note, sans
commentaires, ces échanges d'idées banales ou
indifférentes, qui tombent, comme dans une
fosse mortuaire les pelletées de terre qui, une
à une, ensevelissent profondément les défunts !

Côté des parents, qui sont censés être défaillants de corps et d'âme : As-tu encore de la
monnaie ? Moi, je suis à sec... Tu sais qu'il y
aura de nouveaux pourboires à donner au cimetière ?

Côté des amis. — Ça n'a pas été long. Dieu
sait pourtant s'il tenait à sa guenille ! Il la soi-
gnait en véritable épicurien qu'il était.

— Méchant! Il se conservait pour ses malades, voilà tout, sans se préoccuper outre mesure des insondables espaces « qui guettent les molécules de notre pauvre moi, afin de les réduire en poussière anonyme ».

Parmi les confrères. — Il paraît qu'il avait toute la clientèle du quartier. Ses plus proches collègues, entre autres, Chose..., Machin..., tu sais bien, sont capables d'illuminer ce soir.

Rang des intimes. — Je sais pertinemment qu'il laisse une fortune assez rondelette; ses enfants ne sont pas à plaindre. L'aîné, qui est animé de bonnes dispositions et commence à bien aller, pourra s'offrir des consolations..... brunes et blondes à la fois.

— Oh! il a de qui tenir, puisque son père professait ouvertement qu'un ménage est une si douce chose qu'on en a presque toujours deux. Pour plus de sûreté, il a fait son paradis en ce monde !

C'est probablement une de ses anciennes cette femme hors d'âge, que nous avons remarquée à la sortie. Ses larmes faisaient couler son maquillage et son deuil ressemblait à un déguisement.

Dans la voiture du clergé (d'après La Fontaine).

> Un mort s'en allait tristement
> S'emparer de son dernier gîte.
> Un curé s'en allait gaîment
> Enterrer ce mort au plus vite.
>
> . . . .
>
> Monsieur le mort, j'aurai de vous,
> Tant en argent et tant en cire,
> Et tant en autres menus coûts.
>
> . . . .
>
> Il fondait là dessus l'achat d'une feuillette
> Du meilleur vin des environs.

Entre vieux camarades. — Tu iras jusqu'au Père-Lachaise?

— Oui, j'engraisse trop; il m'avait recommandé l'exercice et c'est bien le moins que je tienne aujourd'hui compte de ses conseils. D'ailleurs, j'ai quelques visites à faire dans ces parages; j'en profiterai, et, comme la cérémonie menace de se prolonger, j'espère ne rencontrer personne.

— Quant à moi, je vais prendre la tangente, au détour de la rue. Il m'a dit tant de fois de prendre mes repas à heure fixe.....

— Quelle imprudence!... on se lève plus tôt,

on sort de bonne heure; cela creuse; il est élémentaire de se lester auparavant.

— D'ailleurs, il paraît qu'il y aura des discours, et je veux éviter la lugubre comédie qui va se jouer devant le petit appartement suprême, d'un moyen-âge douteux et empirique; ne pas voir le monsieur en cravate blanche qui, avec une émotion de cabotin, dans une attitude photographique, va débiter des fadeurs dont il ne pense pas un traître mot. Les chants religieux et les tentures noires m'ont déjà assez énervé!

— Il est certain que tu as l'air tout triste.

— Dame! je ne suis pas sa veuve et je n'hérite pas de lui.

Deux égoïstes. — Ces brusques variations de température sont terribles. C'est vraiment inquiétant comme on s'en va, cet hiver.

— Pourvu que ce ne soit pas nous!

— Je n'en demande pas tant : pourvu que ce ne soit pas moi! Je respecte la mort, mais j'aime encore mieux la vie; c'est une habitude que je ne tiens pas à perdre. Je n'ai d'ailleurs jamais vu personne accepter avec plaisir une partie de canotage avec le nocher Caron.

— C'est gentil au docteur de nous avoir précédés, nous, ses plus vieux clients, nous (convenons-en) qui ne sommes plus capables de rien, pas même d'être députés.

— Il est certain qu'il aurait pu depuis longtemps nous envoyer *ad patres*. — Enfin, il n'entendra plus parler de Paulus et de Sarah Bernhardt.

— Eh!... je n'en suis pas bien sûr.

Les connaissances. — Oui, je ne dis pas; c'était un honnête homme, il avait des vertus cachées, tapies sous la mousse; mais ses collègues donnent à entendre qu'il avait autant de savoir que de savoir faire; et puis il ne laisse qu'un maigre bagage scientifique; il n'a presque rien publié.

. . . .

Une voix de basse. — Ça, c'est un truc du gouvernement, qui cherche à détourner l'attention. Au lieu de pain et de spectacles, il invente des complots, des conspirations... c'est plus facile.

— Ne me parlez pas de la finesse de vos hommes d'état.

— En voyant combien la foule fait des idoles

avec peu de chose ; je ne m'étonne plus que Dieu ait créé l'homme avec rien.

Un boursicotier pressé, devant lequel on ne se découvrira, que lorsqu'il sera à son tour en corbillard et fera sa dernière promenade. — Ça n'en finira donc pas ; voilà plus d'un quart d'heure que je suis arrêté par le cortège. Et l'on ose dire que les morts vont vite !

Les loustics sur le trottoir. — Ah ! c'est le docteur X... qu'on enterre. L'administration devrait bien lui donner une concession à perpétuité ; il a procuré tant d'ouvrage aux Pompes funèbres.

— Sais-tu la différence qu'il y a entre le défunt et Fanny ? Il s'est enrichi en faisant des visites, et elle fait sa fortune en en recevant. (Rires contenus.)

Un rimailleur, en voyant passer le cortège, se récite la pièce qu'il vient de terminer :

> Saltimbanques et députés,
> Toute la clique des ratés,
> Vous finirez, ne vous déplaise,
> Au Père-Lachaise.

* *
*

Avocats, dont les beaux discours
Font pâmer les juges des cours,
Hâtez-vous, il faut qu'on **se taise**
     Au Père-Lachaise.

* *
*

Vous tous, auxquels il faut de l'or,
Qui ramassez toujours, encor,
Que ferez-vous de votre braise
     Au Père-Lachaise ?

* *
*

Aimons ! il faut mourir un jour ;
Paraît qu'on ne fait pas l'amour
(C'est bien dur, entre parenthèse)
     Au Père-Lachaise.

* *
*

Mais, en revanche, on peut dormir
Sans toujours entendre gémir
Soit le bémol, soit le dièze,
     Au Père-Lachaise.

Dans une voiture de dames. — Il m'a bien
soignée, j'en conviens ; mais il avait une façon de
vous examiner... partout... pour le moindre

bobo, qui m'a toujours paru fort étonnante ; et puis, si on l'avait laissé faire... je me rappelle...

— Tiens ! moi aussi... A-t-il dû en faire des victimes !

— Je suis sûre qu'il en savait long sur le déficit plastique de Jeanne, sur l'imposture des robes de Blanche et de pas mal d'autres, chez lesquelles tout manquerait sans la couturière.

— Quant à Louise, va-t-elle enrager d'être condamnée au noir, qui ne lui va pas du tout ? Elle venait justement de recevoir des toilettes à sensation, avec lesquelles elle comptait nous éclabousser.

— Quel contre-temps fâcheux !

Un cocher. — Il est vraiment dommage, puisque ce mort était un bon vivant, qu'on n'ait pas encore eu l'idée, dans la haute, de faire des repas d'enterrement. C'est très gai, chez le populaire, un bel enterrement de trente, de quarante, de cinquante couverts. Il se trouve toujours un boute-en-train pour vous en conter de bonnes, au dessert. Décidément, j'ai la pépie ; cela donne soif de suivre un cercueil, comme de chasser à travers la plaine.

. . . .

Il ne sera donc regretté de personne, ce vieux praticien, qui a consacré le meilleur de lui-même à secourir ses semblables ! Hélas ! son chien est encore celui qui s'apercevra le plus de son absence ; il lui donnait tant de sucre !

LA PLÉTHORE MÉDICALE

On a jadis proposé d'instituer à l'École des Beaux-Arts un cours de découragement artistique, de façon à démontrer combien il est malséant pour des jeunes gens, la plupart de bonne famille, d'affliger les yeux de leurs contemporains par l'exhibition d'anatomies défectueuses et de colorations incongrues. — Le professeur aurait en outre montré la différence énorme qui existe entre les anciens et les modernes.

L'auteur de ce projet pensait, qu'à de telles épreuves, les forts seuls résisteraient, que les faibles reviendraient à la charrue ou au comptoir.

Il est certain que la perspective de pouvoir se dire *artiste* enlève au commerce de l'épicerie nombre d'esprits qui lui étaient destinés. — Mais l'école des Beaux-Arts n'est pas la seule à exercer une attraction exagérée sur les Eliacins de la bourgeoisie française; on peut faire le même reproche à la Faculté de médecine, malgré les épreuves multiples et les examens réitérés qu'il faut subir, avant de conquérir le diplôme de docteur.

S'il n'y avait que les jeunes gens fortunés qui se laissent séduire, le mal ne vaudrait pas la peine d'être signalé; mais un grand nombre d'étudiants consacrent leur petit patrimoine à leurs études, avec l'illusion décevante d'avoir une profession rémunératrice, dès le jour de leur installation. Une fausse magie les abuse et il faut déchanter plus tard.... Tout le monde y passe, comme sur le pont d'Avignon; car enfin il n'y a rien d'aléatoire comme les débuts d'un jeune médecin; presque toujours, il faut qu'il puisse attendre des années avant que la clientèle lui rapporte de quoi parer à l'indispensable, de quoi remplir le garde-manger. Que voulez-vous que devienne celui qui est brouillé avec la Banque de France, qui se demande s'il existe encore des ronds de métal à l'effigie de la République ou d'un souverain quelconque, qui n'a aucune réserve, aucun crédit, qui a épuisé ses dernières ressources pour acheter un modeste mobilier, le décor strictement obligatoire? Quels lendemains il se prépare! Que d'heures longues à passer dans ce cabinet morose, qui donne une impression de Thébaïde, qui est étroit comme la vie qu'on y mène, pauvre comme la bourse de l'ancien étudiant et surtout qui est l'image du vide ! Ce n'est pas seulement le soleil qui l'éclaire mal ; aucune lueur d'espoir ne brille dans ses recoins humides et poussiéreux. Son locataire a renoncé à peupler sa rêverie de pensées heureuses. Il en est réduit à faire des probabilités sinistres sur la santé publique, à rêver quelque bonne épidémie, après avoir joué quotidiennement le rôle fastidieux de sœur Anne.

Le malheureux expectant, qui voudrait bien pouvoir être inscrit au bureau de bienfaisance, au lieu d'en être le médecin, en est réduit à partager la misanthropie d'Alceste, à errer comme un échassier mélancolique dans son grenier, où on n'est décidément bien qu'à vingt ans, parce qu'on y apporte les illusions de cet âge ; mais elles s'envolent vite et le temps ironique se charge d'effacer les rêves enchanteurs de ce doux surnumérariat de la vie.

Il peut s'appliquer les vers de Musset :

> Qui vient? Qui m'appelle? Personne.
> Je suis seul, c'est l'heure qui sonne :
> O solitude ! ô pauvreté !

Il y a des débutants, pleins de courage, qui luttent désespérément, se contentant de la maigre pitance des crêmeries, des haricots bi et tri-hebdomadaires, dont un ouvrier ne voudrait pas. — J'en ai connu qui faisaient eux-mêmes leur popotte et elle ne comportait même pas une cotelette chaque jour. — Or, un pareil régime n'est guère réconfortant, ni au physique, ni au moral, et l'on conçoit qu'après des jeûnes répétés, les mauvais conseils aient enfin prise sur des cerveaux débilités.

Il est même surprenant que la profession ne compte pas plus de charlatans et d'exploiteurs, en raison même des déboires qu'elle procure. — A Paris, en particulier, il y a des confrères très méritoires, ayant des titres scientifiques solides, qui ne gagnent même pas le prix de leur loyer et qui attendent péniblement l'héritage d'Alexandre, je veux dire une chaire vide ou le titulariat d'un poste rémunérateur, dont ils n'ont que la suppléance. Cela tient à ce que, s'il y a à Paris plus de chances de fortune que n'importe où, l'on s'y heurte à plus de concurrence : Oui, jeunes gens, dans cette ville exquise, il y a plus de femmes que de diamants, plus de dents aiguisées que de biftecks. — On y trouve les meilleures choses, mais il n'y en a pas pour tout le monde !

Qui ne connaît le quatrain amer du Dr Amédée Latour :

> Le médecin savant et sans intrigue,
> A Paris, meurt de faim ;
> Ou, s'il arrive enfin,
> Savant ou non, meurt de fatigue !

C'est le cas de dire que, s'il y a beaucoup d'appelés, il y a peu d'élus. Pour quelques médecins ou chirurgiens qui ont une magnifique situation et mènent grand train (ils accaparent tout, comme certains grands magasins monopolisent le commerce, au détriment des petits et des humbles), que de parias, dont la terre reste en friche, végètent misérablement, au jour le jour, loin de toute source aurifère, sans avoir pour se soutenir la perspective de la médiocrité dorée du poète, pour la cinquantaine, sans pouvoir se bercer dans le joli rêve de l'*otium cum dignitate*. Qu'ils ne comptent même pas sur un beau mariage pour se poser, car il n'y a que les Adonis ou ceux qui ont subi la filière des concours, qui puissent tendre leurs filets avec l'espoir d'y prendre un poisson bien argenté. Leur vie elle-même est destinée à être plus courte que celle de leurs clients.

Un médecin allemand a fait des études, basées sur un nombre de cas considérables, afin de se rendre compte de la durée de la vie chez ses confrères. Il est arrivé à des résultats peu encourageants pour les disciples d'Esculape. Cinquante pour cent des médecins meurent de vingt-cinq à cinquante-cinq ans. La moyenne des morts est de un sur quarante-quatre par année. Très peu arrivent à un âge avancé, du moins s'ils pratiquent. Sur quinze mille médecins, on n'en cite qu'un seul ayant dépassé quatre-vingt-dix ans. Cela tient à différentes causes, dont les principales sont le danger des maladies infectieuses et la fatigue.

A ceux qui croiraient que je juge en pessimiste et que mon tableau est poussé au noir, je conseille la lecture tristement instructive des bulletins de l'Association générale. Malgré ses énormes ressources, elle ne peut accueillir toutes les demandes qui lui sont adressées.

D'ailleurs, que signifient les sociétés de plus

en plus nombreuses, entre médecins, qui ont
pour but de parer aux détresses de l'âge, au
chômage, à la maladie, etc.? Ne sont-elles pas
l'expression de la pauvreté des adhérents?
N'ayant pas d'économies, ils prélèvent une part
de leur nécessaire, rarement de leur superflu,
en prévision des mauvais jours.

N'est-ce pas pour s'étourdir, pour oublier,
que tant de médecins deviennent morphino-
manes? Je sais bien que l'accomplissement de
leurs devoirs les expose à la tentation. Celui qui
a déjà succombé, lorsqu'il fait une piqûre à un
malade, est dans la situation d'un ivrogne qui
verse à boire à ses amis. Il lui est difficile de
résister. Il aggrave même sa situation en asso-
ciant la morphine à d'autres excitants, comme
l'alcool, la cocaïne, la paraldéhyde, etc. On
voit alors plusieurs diables s'établir chez le même
individu et s'entendre pour sa perte. Il n'y a
rien de bon à augurer pour l'avenir de ces mor-
phinomanes *compliqués !*

Le docteur Lefort disait, en 1874, dans un
rapport fait à la Faculté, que la médecine est
une carrière qui ne donne pas un revenu en
rapport avec le capital argent et le capital

travail-intelligence qu'elle exige. Le commerçant, l'industriel, s'ils viennent à mourir jeunes, laissent du moins à leurs enfants, dans l'établissement qu'ils ont constitué, un fond réalisable : s'ils vivent, leurs enfants peuvent leur succéder. Au contraire, la mort qui frappe un médecin fait disparaître avec les revenus le capital lui-même et il ne reste le plus souvent aux enfants que la gêne et souvent la misère.

En ouvrant son cours de médecine légale, le professeur Brouardel a également fait allusion aux misères du corps médical : « En 1864, a-t-il dit, quand les médecins ont été inquiets de voir des veuves de confrères rester dans la gêne, ils ont fondé l'Association générale. Maintenant cela ne suffit plus, car le médecin ne peut pas se dire : Tant que je vivrai, ma femme et mes enfants vivront. On a dû fonder des syndicats, qui cherchent à lutter de toutes les manières contre cette dépréciation de la profession médicale. »

Les charges de la famille sont bien lourdes, dans ces intérieurs modestes, où l'objectif principal est d'arriver à joindre les deux bouts. — On rogne de ci, de là, comme la commission du budget, et l'on arrive, à force de parcimonie, à l'équilibre ; mais ce n'est pas sans efforts et sans sacrifices souvent pénibles.

Le *Journal des intérêts professionnels du corps médical* (10 oct. 1890) a raconté qu'un médecin du Puy-de-Dôme est mort dans la misère, trop heureux d'avoir marié ses deux filles, l'une à un tailleur, l'autre à un boulanger.

Dans le même numéro, le docteur Le Baron parle d'un vieux praticien de province, d'une honorabilité à toute épreuve, universellement estimé, continuellement par monts et par vaux, qui a disparu en laissant cinq enfants, sans un maravédis.

Le public ne se doute pas de ce malaise, et des personnes, même fortunées, ne se hâtent guère de payer leur médecin. Les honoraires viennent après tous les autres règlements de compte. D'ailleurs, il est presque admis qu'on peut duper le docteur. Ce n'est pas comme le pharmacien qui, lui, au moins, donne quelque chose.

Mais ce n'est pas tout ; voilà que les femmes elles-mêmes, au lieu de faire des enfants et de les élever, tendent de plus en plus à envahir nos rangs. Le mouvement, qui a commencé en Angleterre, en Amérique et en Russie, tend à se généraliser. Waldeyer, de Berlin, a eu beau déclarer que l'esprit des femmes, doué de grandes qualités de finesse et même de divination, est peu scientifique ; ce sont cependant de nouveaux concurrents à ajouter à ceux qui pullulent à tous les coins de rue, sans compter les étrangers, que l'on accueille vraiment avec trop de facilité. Dans les quartiers du centre, à Paris, on en trouve en moyenne toutes les sept ou huit maisons, et il y a des immeubles qui en abritent plusieurs à la fois.

La densité de la population n'est nullement en rapport avec une pareille affluence ; elle n'est compréhensible qu'en admettant des visites aux quatre points cardinaux et même *extra muros*. Mais ce ne sont que les vieux praticiens qui arrivent, à la longue, par suite de la fréquence des déménagements, à avoir des clients dans tous les parages de Paris.

Quant aux jeunes, ils en sont réduits à soigner pour rien les concierges du voisinage, afin que leur adresse soit donnée ensuite, surtout dans un cas pressant, aux étages supérieurs, de préférence ceux qui sont sous les toits. Il leur reste encore la ressource des visites de nuit et certaines sociétés de secours mutuels, dont les fondateurs font de la philanthropie à nos dépens. La plus récente Association de ce genre n'exige qu'un abonnement de 2 fr. par an, de la part des membres adhérents.

Jeunes gens laborieux, qui avez bûché jusqu'à trente ans, calculez d'après cela le prix de vos premières visites ! Et notez que le malaise actuel ne peut que s'accentuer, en raison des facilités d'instruction qui sont maintenant à la portée de chacun, en raison de la multiplicité des centres universitaires, qui n'est nullement justifiée. Que de déclassés en perspective ! Aujourd'hui, tous les journaux publient, une ou deux fois par semaine, un article de vulgarisation, qui, sans éclairer vraiment le public, contribue à rendre les malades exigeants et raisonneurs. Ils l'étaient déjà, lorsqu'on les laissait dans une salutaire ignorance ; mais ils sont devenus plus difficiles que jamais, et, au lieu de s'attacher pour la vie un praticien sûr, qui a justifié leur confiance, ils le délaissent avec la plus grande facilité pour aller acheter la spécialité recommandée à la quatrième page de leur gazette, ou, ce qui vaut mieux, pour appeler directement le médecin en vogue, pour telle ou telle affection. Vous voyez la figure que peut faire le médecin habituel de la maison, en pareil cas. Il ne peut se fâcher et il ne lui reste plus qu'à se demander, avec quelque anxiété, ce qui lui restera bientôt de son empire passé, dont toutes les provinces se spécialisent.

Ah ! ils ne sont pas au bout de leurs peines, le brave médecin de quartier et le modeste docteur cantonal, dont la situation devient constamment plus précaire !

J'ai réservé pour la fin la concurrence à outrance des rebouteurs, des somnambules, des religieuses, des pharmaciens et autres guérisseurs, que l'impunité encourage. C'est un débordement véritablement inique de l'exercice illégal.

Nous voyons l'État montrer une tolérance, qu'on pourrait taxer de complicité, vis-à-vis des charlatans de tout acabit, qui, nouvelle plaie d'Égypte, infectent et rongent notre pays, et peuvent, impunément, au grand jour, sous l'œil bienveillant ou tout au moins indifférent des parquets, se livrer à une exploitation aussi malhonnête que dangereuse pour la santé publique.

Je conclus en disant qu'il y a trop de médecins partout ; la profession est surtout encombrée à Paris, où les conditions d'existence sont cependant fort onéreuses, et j'engage vivement les débutants à porter leurs pénates ailleurs que dans la capitale. — Le prolétariat intellectuel s'y heurte à trop de concurrence. — On s'obstine à ne voir que ceux qui ont décroché la timbale, sans arrêter ses regards sur ces grappes de pauvres diables qui suent et s'essoufflent désespérément le long du mât.

M. Brouardel a reconnu que c'est encore plutôt la répartition des médecins qui est défectueuse, que leur nombre qui est insuffisant. Il espère que, dans un avenir prochain, les services de médecine et d'assistance publique seront organisés de telle manière qu'un plus grand nombre de médecins seront retenus dans les campagnes. — C'est à souhaiter, car si les secours médicaux laissent tant à désirer dans bien des communes et même des cantons, c'est qu'ils ne sont pas rémunérés, c'est que même les officiers de santé ne reçoivent pas de quoi y vivre modestement.

Le plus souvent, les médecins qui ont des fils les détournent d'embrasser la même carrière. C'est un enseignement pour les bacheliers qui n'ont pas encore trouvé leur voie et qui se sentiraient attirés du côté des hôpitaux. Après de laborieuses études, de cruelles déceptions les attendent pour leurs débuts. Qu'ils tournent donc leurs regards d'un autre côté et rendent le tablier... par anticipation.

LES DINERS MÉDICAUX A PARIS

Les premiers chrétiens avaient institué des agapes fraternelles, où ils rompaient ensemble le pain symbolique et cherchaient à développer parmi eux le grand principe de leur fondateur : Aimez-vous les uns les autres !

Je ne pense pas que ce soit le même idéal qui ait présidé à la fondation des innombrables dîners scientifiques qui pullulent dans la capitale, mais ils aboutissent quand même au même résultat et contribuent certainement à entretenir l'intimité et la solidarité dans la grande famille médicale, dont les membres sont dispersés aux quatre points cardinaux.

On ne se verrait que fort peu, et l'herbe pousserait sur le chemin qui conduit à bien des demeures amies, sans ces occasions de se rencontrer à date fixe.

Le médecin de quartier surtout est absorbé par sa clientèle et n'a guère de loisirs, mais il se donne un congé de temps en temps, pour aller se retremper là-bas, pour donner de l'air à son cerveau, qui, sans ces échappées intermittentes, finirait par sentir le renfermé. C'est une détente nécessaire, une sorte de soupape de sûreté; il en éprouve une impression de fraîcheur, un bien-être de halte.

Ainsi le voyageur arrivant exténué à l'étape, repart, délassé et grisé par le verre de vin qu'il vient de boire.

Si son foyer est, comme cela arrive trop souvent, une vraie glacière; s'il a des motifs de voir la vie en jaune, puisqu'il n'y a rien de tel, pour débusquer le chagrin, comme un flacon vénérable, eh bien, ce passionné à impressions très vives, toujours en train de se refouler et de se dompter, fera de la thérapeutique vinicole, avec les bouteilles les plus particulièrement consolatrices, — celles dont l'acte de naissance se perd dans la nuit des caves. Il cherchera à s'abolir à coups d'alcool, à oublier, à s'oublier, et réservera l'eau pour son *tub* !

Les célibataires qui s'ennuient partout et les gens mariés qui ne s'ennuient que chez eux répondent donc avec empressement à l'appel des organisateurs.

Lorsque, vers 7 heures du soir, vous rencontrerez un monsieur, vêtu de noir, cravaté en blanc, avec un chapeau à large bord et cet ensemble un peu grave qui caractérise l'allure doctorale, soyez sûr que c'est un médecin qui va à un rendez-vous gastronomique, — à un vrai délassement, où chacun dépose le bât ou le masque, la gravité et la retenue de commande ; où l'esprit part avec les bouchons ; où le battement des cœurs se mêle au choc des verres.

Sa démarche, plus légère que ne le comporteraient son âge et son ministère, indique nettement qu'il a dit momentanément adieu à ses préoccupations habituelles ; il se pourlèche par avance les lèvres, en songeant au menu savoureux qu'il va déguster, dans un air tiède, libre d'aromes inquiétants, avec des parfums de fleurs assez discrets pour inviter les nerfs au repos, sans les paralyser.

Il est rare qu'il ne soit pas gourmand et son *facies* aussi coloré que sa boutonnière, et son nez à teinte cardinalice, œuvre du Bourgogne, le disent assez clairement ; mais, si les plats qu'on lui sert ne sont pas vierges de ptomaïnes, ne valent pas, généralement, ceux qu'on lui présente à sa table habituelle, ils sont du moins assaisonnés de saine gaieté. — Les vins de toutes couleurs, de toutes provenances, peuvent être de qualité inférieure, mais ils prennent un arome particulier et produisent une délicieuse griserie, au rappel des folies juvéniles, lorsqu'on mettait sa montre au mont-de-piété, avant de partir pour Montmorency, afin d'oublier l'heure du retour. On remue les tisons éteints, on évoque les meilleurs chapitres de l'histoire ancienne, l'adorable histoire des avrils disparus, celle des heures si vite envolées du quartier latin, de cet heureux temps de l'âge d'or, qui nous apparaîtra toujours ensoleillé !

C'est d'autant plus à noter que le passé surgit rarement en riant dans nos mémoires, qu'il y a bien peu de journées qui restent en notre âme, comme une source de chaleur et d'enivrement.

« Te souviens-tu ? » reviens souvent dans la conversation ; le « te souviens-tu » des rôtis coriaces, des radis creux, et surtout des chambrettes malpropres, au lit si dur, avec la plainte en écho du sommier. — On arrose copieusement ces souvenirs et l'on voit tout en beau, comme ce haut personnage, à qui un de ses anciens camarades rappelait qu'il lui avait donné jadis bien des tripotées : Ah ! c'était le bon temps, alors, s'écria-t-il avec conviction. On reprend les tutoiements d'autrefois, avec l'abandon attendri des fins de repas, car on est volontiers disposé à s'épancher, à l'heure du champagne, ce vin jaseur, conseiller de folies, qui met de l'or dans les verres et de l'expansion dans les cerveaux.

Ces récits valent ceux de Scheherazade ; ils effacent des fronts le pli des affaires ; ils font oublier le néant scientifique et l'éternité d'ennui qui peut tenir entre un matin et un soir : C'est bon comme une piqûre de morphine ; que dis-je, c'est bien meilleur !

Après les exploits de la table (c'est quelquefois, le même jour, la fête de l'estomac et de l'esprit), après avoir bu à l'extinction des misanthropes et des pessimistes, vient le mol abandon des causeries et des papotages intimes, en grillant des cigares du levant ou du couchant :

> Le dîner fait, on digère, on raisonne,
> On conte, on rit, on médit du prochain.
>
> (VOLTAIRE.)

J'ai lu avec stupéfaction dans les *Idées et Sensations* des frères de Goncourt que, « dans les dîners d'hommes, il y a une tendance à parler de l'immortalité de l'âme, au dessert. »

Je ne sais pas ce qui se passe dans les milieux fréquentés jadis par les deux écrivains ; mais ce dont je suis sûr, c'est que, dans le milieu médical, les conversations prennent une tout autre tournure, beaucoup plus vraisemblable.

Les convives n'ont pas le *Rœderer* triste et ne froncent nullement le sourcil, ceux du moins qui en ont encore. Ils se préoccupent peu de savoir si Boulanger est un honnête homme et Sarcey un grand écrivain, si on fait encore des livres avec des idées et du vin avec des raisins.

On se dédommage de la gravité des jours précédents et on glisse facilement sur la pente de la gauloiserie.

Dès le deuxième service, la conversation est déjà montée à un diapason... Jugez un peu de ce qu'elle peut être devenue au dessert et lorsque les cigares lancent au plafond leurs premières spirales. Armand Sylvestre trouverait à glaner plus d'un conte grassouillet parmi les racontars qui partent comme des fusées, au cliquetis accompagnateur d'une robuste octave de notes joyeuses. Les plus sombres se dérident et lâchent eux-mêmes quelques frivolités, après avoir bu et mangé comme les héros d'Homère. — Je n'ai pas de parallèle à établir; mais, si j'avais à choisir dans les deux volumes que M. Arthur Dinaux a consacrés à l'histoire des sociétés mangeantes et des soirées culinaires, loin de considérer les festins médicaux comme offrant un cachet d'austérité et de gravité raisonneuse, je les rapprocherais bien plutôt des académies badines suivantes, dont le titre dit l'esprit :

Les chevaliers de Sans-Souci, la compagnie des Réjouis, la confrérie de Plaisance, l'ordre de Notre-Dame de Toute-Joie et de l'aimable commerce, les frères de la Jubilation, la société du Bon Voisinage, les Bons Vivants et enfin les Cœurs Réunis !

Personne ne se scandalise, pas même les garçons qui font le service et qui trouvent toujours moyen de prolonger leur présence dans la salle, sous un prétexte quelconque, afin de ne rien perdre de ce régal pimenté et aphrodisiaque.

Du moment que le dîner n'est pas truffé de jolies femmes, dont la présence commanderait la réserve, il n'y a pas à craindre d'effaroucher les oreilles trop pudiques des auditeurs ; ils sont trop vieux barbons, pour la plupart, ces médaillés de Sainte-Hélène, et ils ont trop vu la nature de près, sous toutes ses faces, pour rougir comme une mariée, vers minuit, lorsqu'on la conduit à la chambre nuptiale.

Palsembleu ! Je voudrais qu'un des ces esprits chagrins, qui nient l'ivresse de vivre, fût témoin de cette bonne humeur. Je serais curieux de savoir comment il s'y prendrait pour contester le bonheur de ses frères en Rabelais, qui ne songent guère à regarder la porte et à filer à l'anglaise. Il est vrai qu'ils ont la prudence de faire un choix judicieux et ne s'adressent qu'aux maisons exemplaires, qui possèdent encore des cuisiniers, et non des chimistes ou des fumistes.

« *Inveni requiem*, est-on tenté de s'écrier ; *spes et fortuna, valete.* »

Ce n'est qu'une halte et l'on se hâte d'en profiter ; car, au moment de la séparation, l'aube du lendemain tyrannique, avec toutes ses exigences, montre presque le bout du nez, son vilain nez, qui n'est nullement rose, comme voudraient nous le faire croire les poètes.

Il est temps de revenir au bercail, de regagner son lit, cet excellent portefeuille à deux places, où nous oublions, pendant une moitié de la vie, les chagrins de l'autre moitié, sans souci des appels désespérés de demoiselles hospitalières, qui ne sont pas précisément écloses du matin, et offrent le paradis en passant. — Cette réserve n'empêchera pas Madame Xantippe d'être de mauvaise humeur (il n'y a pas de plaisir parfait en ce monde) et d'attribuer au retardataire divers péchés dits mignons, dont il est parfaitement innocent. — Il est vrai que, comme dans la pièce du *Parfum*, grâce à l'influence capiteuse de la soirée, le Céladon suspecté, dont les membres sont glacés par plus de frimas qu'ils n'allumèrent de feux, est capable de prouver éloquemment à son aigre moitié qu'elle se trompe. On a vu d'anciens volcans se remettre à fumer, et des vieux qui ne vieillissent pas !

Macte animo, generose... *doctor* !

Chaque réunion a naturellement son aspect particulier.

C'est habituellement dans les dîners des sociétés médicales de chaque arrondissement qu'on trouve le plus d'abandon et de cordialité.

Il n'y a pas d'intrus, ni de pose ; on se connaît plus ou moins intimement et il est rare que la soirée ne se termine pas par un petit bac, ou par des chansonnettes. — Celles-ci remplacent avantageusement les toasts cérémonieux, qui, dans les associations plus importantes, sont le cauchemar de ceux qui les portent et de ceux qui les subissent.

J'en ai cependant entendu de bien fins, à diverses reprises, dans des agapes où MM. de Lesseps, Anatole de la Forge, Durand-Claye, etc., ne manquaient jamais de se prodiguer et de tirer de véritables feux d'artifice de verve et de bonne humeur. L'esprit y pétillait comme le vin de la sémillante veuve Clicquot, que, charmés, les convives oubliaient au fond de la coupe de cristal. — Ce n'était pas comme à la Chambre, parbleu !...

Dans d'autres banquets on passe également de fort agréables soirées. Le docteur Lecuyer a dit, au *Concours médical* : Le *Voyage anatomo-pathologique* et la *Mélancolie du disséqué* ; le docteur Lassalle y a susurré, avec l'accent voulu, les tartarinades d'un chasseur de lions : ce sont des souvenirs que la gomme élastique du temps ne saurait effacer.

A certains diners, la plupart des adhérents président à tour de rôle et sont tenus d'interrompre les propos de l'auditoire, pour y substituer un échantillon de leur prose. J'ai regretté bien des fois qu'on n'ait pas conservé et réuni en bloc la plupart des boniments, sans pédantisme, débités à cette occasion.

Un grand nombre méritaient d'échapper à l'oubli, à cause de leur originalité, de leurs vues humoristiques et même de leur fumet paradoxal.

Inutile d'ajouter que les cannes, parapluies, apologies politiques et autres ustensiles de discorde, sont rigoureusement consignés au vestiaire. — Du reste, personne n'a jamais songé à abuser de sa présidence éphémère pour poser sa candidature à celle de la République.

— J'ai souvent pensé qu'on pourrait avantageusement remplacer le toast par un récit, par une aventure ou quelques anecdotes intéressantes. — Chacun serait mis à contribution d'une histoire, d'une gaudriole; on tirerait au sort, comme dans la complainte du petit navire, et il serait même permis de tricher, de façon à ce que le plus jeune ne fût pas obligé de s'exécuter le premier. — Il y aurait tout avantage à ce que les anciens ouvrissent le feu.

Si l'idée de ce nouveau Décaméron ne paraît pas trop biscornue, j'espère qu'elle trouvera des parrains au dîner des Trente ou à la Presse scientifique. Il y a dans ces deux camps assez d'éléments exhilarants et d'esprits primesautiers, pour que mon ballon d'essai prenne un grand essor !

LA PUDEUR FÉMININE

C'est une chose essentiellement relative et toute de nuances, variable selon les climats et l'éducation. Dans un certain monde, les femmes les plus respectables ne craignent pas de se décolleter... charitablement, de se faire doucher par un médecin, de se risquer sur le sable des grèves à la mode dans un costume transparent... etc.

Allez donc dire aux dames de Pézenas ou de Pontoise d'en faire autant; elles se croiraient déshonorées; il y en a qui n'ont jamais échancré ni entrebaillé leur corsage et qui n'ont laissé entrevoir leurs charmes à personne, pas même à leur femme de chambre.

La plupart des femmes de province, contrairement à certaines Parisiennes, affectent surtout une réserve extrême pour tout ce qui touche à leur sexe et à leurs maladies intimes; elles ne parlent qu'en rougissant de la période cataméniale, des pertes de tout ordre qu'elles peuvent

avoir et des désordres utérins dont elles souffrent. Lorsqu'un examen spécial est devenu
nécessaire, elles ne se décident à le subir qu'à
la dernière extrémité. La *visite*, c'est l'effroi de
certaines campagnardes ; il y en a qui préfèrent
rester malades plutôt que de se laisser voir. Je me
souviens d'avoir été appelé auprès d'une fermière,
qui avait pourtant quarante ans passés et se
plaignait d'une descente de matrice avec saillie
extérieure ; jamais je n'ai pu la décider à faire
les démarches strictement indispensables pour
l'application d'un pessaire.

Une autre dame, encore plus âgée, qui
avait été obligée de montrer des diabétides
génitales, dont elle était fort incommodée, a
changé ultérieurement de médecin, parce qu'elle
n'osait plus le regarder en face et était fort
troublée en sa présence.

C'est pour le même motif que bien des femmes, qui habitent dans un village, un canton, ne
veulent pas consulter le médecin de l'endroit et
se confier à lui, parce qu'elles sont exposées à
le rencontrer trop fréquemment.

Une raison analogue, et non la question
d'économie, fait qu'elles s'adressent plutôt à une

sage-femme qu'à un docteur, pour se faire accoucher. Il faut que le cas soit bien grave, ou que l'intéressée soit bien au dessus des préjugés courants, pour qu'elle se décide à accepter un homme compétent, et encore est-il nécessaire qu'il frise la cinquantaine. Les cheveux blancs seraient encore mieux accueillis.

Il en est de même, lorsqu'il s'agit d'avoir recours à un spéculum de bain ou à certains pulviphores; l'introduction de ces corps étrangers leur paraît presque immorale.

Je me souviens d'une charmante petite femme qui fut obligée de s'arrêter pendant son voyage de noces, dans l'impossibilité de le continuer. La première nuit matrimoniale avait été marquée par des traumatismes importants, et elle attendit douze jours avant de se décider à accepter une consultation. Ses hésitations cédèrent devant l'insistance de son mari, qui était désolé de ne pouvoir l'approcher. C'était un cas exceptionnel d'étroitesse, qui s'était accompagné de vaginisme excessif; elle portait des traces trop évidentes de son bon vouloir; mais l'appréhension était telle, que le mari aura dû dépenser une dose énorme de patience pour triompher de cette intolérance.

La nature se prête complaisamment d'ailleurs
aux dilatations les plus invraisemblables, lorsqu'elle n'est pas brutalisée. On connaît l'histoire
de ce mari inexpérimenté, qui, s'étant heurté à
un hymen récalcitrant, avait opéré pendant près
de neuf mois dans le canal urinaire de sa moitié
et avait fini par s'y faire une place satisfaisante,
puisqu'il s'en était contenté.

Cela rappelle la réflexion que le professeur
Pajot ne manquait jamais de faire dans son
cours, lorsqu'il entamait le chapitre des suites
de couches : Admirez, Messieurs, nous disait-il,
la puissance élastique de ces tissus. La grenade
à peine entr'ouverte de la jeune fiancée se
transforme, s'assouplit et se dilate insensiblement, au point de permettre le passage d'un
fœtus, après avoir toléré les investigations conjugales les plus impétueuses. En moins de temps
encore, ces mêmes organes se rétractent, se
rapetissent, reviennent sur eux-mêmes, et, finalement, quinze jours après, ils sont de nouveau
fort... présentables.

Mais je m'éloigne de mon sujet ; j'y reviens
sans plus tarder.

Certes, la pudeur de la femme est chose

méritoire, à condition de n'être pas poussée trop loin. En effet, un respect exagéré pour tout ce qui touche aux arcanes des jupes a au moins deux grands inconvénients : 1° Les soins de propreté sont négligés ou insuffisants ; 2° Les lésions locales font des progrès, sans que rien soit tenté pour s'opposer à leur développement. Il est souvent trop tard pour agir, lorsque la patiente se décide à faire des aveux. L'entourage est obligé de les provoquer ; c'est souvent après avoir langui des années que des mères de famille, désespérées par la chronicité de leur mal, songent à se traiter.

Dans une leçon faite récemment à la Salpétrière, le docteur Terrillon a dit ceci : « Il arrive souvent, chez les femmes qui prennent peu de soins de propreté, que les ulcérations de nature bénigne, dues à la métrite, prennent des caractères qu'il est très difficile de différencier de l'ulcération de nature maligne. Même après examen microscopique, il n'est pas toujours possible de se prononcer sur la nature de la lésion. »

Voilà une déclaration très nette, qui est à retenir.

Par contre, les citadines parlent volontiers

de leurs petites misères ; elles s'écoutent davantage et sont plus expansives. De bonne heure, on les habitue à des soins méticuleux de toilette. Elles sont d'ailleurs plus fréquemment atteintes que leurs sœurs rurales et on cherche à les prémunir le plus tôt possible contre les dangers de l'incurie et de la chronicité. Des jeunes filles de Paris, aussi immaculées qu'irréprochables, qui sont encore en état de sauver Orléans, comme l'impeccable Lorraine, ne craignent pas de faire part au médecin des moindres perturbations menstruelles qu'elles éprouvent. Elles savent qu'elles ne doivent pas avoir de retard, ni de pertes, dans l'intervalle, et elles font connaissance de bonne heure avec un petit meuble allongé, sorte de rince-bouche usité pour les ablutions intimes, qui est absolument inconnu des trois-quarts de la population féminine, surtout dans le Midi, où la propreté laisse tant à désirer, où l'on est brouillé avec le savon et l'eau claire, où l'on ne possède que des cuvettes microscopiques, à peine suffisantes pour des poupées, où prendre une douche, c'est presque faire un voyage au pôle Nord. On y méconnaît l'action bienfaisante de ce jet de Jouvence et de

sa bonne réaction..., la seule permise aujour-
d'hui par le gouvernement.

Ces deux tendances tiennent évidemment à
une éducation différente, à des habitudes varia-
bles selon le milieu. Il est difficile d'y remédier
et je connais des moralistes qui préfèrent la
naïveté absolue, même avec des dehors peu soignés, peu appétissants, à la désinvolture parfu-
mée des femmes des villes.

Il s'agit, dans cette affaire, de garder une
juste mesure ; mais, comme hygiéniste, je reste
partisan des lavages répétés ; le respect de l'extérieur précède souvent celui de l'intérieur, et
quiconque redoute les souillures physiques est
bien près de les appréhender également dans
l'ordre moral.

Il vaut mieux prévenir que guérir, et j'ai été
trop incommodé par les émanations de quelques
matrones, qui n'avaient jamais fait connaissance
avec une canule d'injecteur, pour ne pas donner
un bon point aux personnes qui n'ont pas affligé
mon odorat.

On m'a, d'ailleurs, raconté que les Agnès de
Carcassonne et de Pont-à-Mousson, qui se
transforment en pivoines, lorsqu'elles visitent le

musée du Louvre ou en traversant nos squares, peuplés de statues peu abritées contre les intempéries, ne possèdent pas des vertus plus cadenassées, plus inaccessibles, que nos expansives Parisiennes, au franc parler, aux allures bon garçon. Ces dernières passent sans trouble au milieu de nos chefs-d'œuvre ; ni leur cœur, ni leurs sens n'en sont impressionnés. Par cela même qu'elles ont entrevu les formes tentatrices de l'antique serpent, elles s'en défient davantage ; leur imagination ne les induit pas en erreur, et elles ne songent nullement à cueillir des pommes, avant d'y avoir été autorisées par le maire et le curé !

———————

LA CALLIGRAPHIE MÉDICALE

On nous reproche — avec quelque raison, il faut en convenir — d'écrire d'une façon illisible. Le public connaît ou soupçonne les renoncements et les déboires de la carrière médicale ; il fait grand cas de notre caractère, mais il critique sans pitié *nos caractères*, notre griffonnage agrémenté d'éclaboussures d'encre.

Un auteur dramatique s'est fait l'interprète des doléances universelles et il nous a fort agréablement censurés dans *le Homard*, dont voici le scénario :

Un médecin de théâtre s'est fait remplacer par un de ses amis, absolument étranger à l'art de formuler, avec l'espoir que son intervention ne sera pas nécessaire ; mais la fatalité s'en mêle, car une jeune femme a une indigestion de mayonnaise et du crustacé qui lui sert généralement de compagnon.

Notre Hippocrate improvisé s'empresse de dégrafer la belle enfant et il découvre un de ces corsages exubérants, dont la Flore du Titien, au musée de Florence, offre un si agréable spécimen. — Naturellement, il s'extasie de la façon la plus mahométane devant cette opulente et neigeuse poitrine, et trouve que notre profession comporte de bien agréables privautés. Mais la réalité lui paraît moins séduisante, lorsqu'on lui réclame une ordonnance ; il paie d'aplomb et barbouille quelques jambages incohérents, avec la pensée de gagner du temps. — Vaine supercherie, car le commissionnaire revient avec un flacon mystérieux, dûment encapuchonné selon les règles.

Vous voyez d'ici sa stupéfaction et son anxiété.

Comment l'apothicaire du coin a-t-il pu trouver dans ses zigzags les éléments d'une potion ? — Que contient-elle ? — Cruelle énigme !

Heureusement, ce n'était qu'un anodin purgatif, qui fait merveille, et la pièce se termine, comme il convient, par un bon mariage : un intestin est libéré et un célibataire de plus est enchaîné. Il a été littéralement séduit par ce torse hors concours ; l'idée d'un rapprochement à vie s'est aussitôt présenté à son esprit ; il en

perd la tête et on ne la lui rendra que devant
monsieur le maire !

Cette fantaisie, qui aurait pu être plus acerbe,
devrait bien nous faire renoncer aux hiérogly-
phes, que ces messieurs du mortier, les pharmaciens, nos complices, ont tant de peine à
déchiffrer. — Je suis parvenu pour mon compte,
je l'atteste, après de persévérants efforts, à devenir lisible ; après avoir prêché d'exemple, j'ai
donc acquis le droit d'entreprendre cette croisade.

En définitive, on comprend très bien que,
malgré leur goût pour le mystère et pour les
choses incompréhensibles, les malades ne puissent regarder sans effroi nos pattes de mouche
et songent involontairement à la coupe de
Socrate, à l'officine des Borgia et aux poisons
de Mithridate qui, dès l'antiquité, eut la prudence de s'habituer à la thérapeutique.

Les méprises sont rares, je le reconnais, vu le
chiffre innombrable de loochs et de petits
paquets qui sortent tous les jours des laboratoires ; mais le client a bien raison de redouter
une erreur de posologie ou une substitution
chimique, surtout avec la tendance qui a mis en
vogue les alcaloïdes les plus toxiques.

L'habileté des préparateurs et la précision des balances ne constituent pas une garantie absolue contre les homicides involontaires ; nous en avons de temps en temps la preuve, et l'on conçoit que nul ne tienne à la fournir.

Je rappellerai, à ce sujet, qu'il y a deux ans, la presse américaine s'émut de quelques cas d'empoisonnement, dus à l'inadvertance des pharmaciens. Une enquête eut lieu par tous les Etats-Unis ; chaque pharmacien fut invité à dire les précautions qu'il prenait.

L'avertisseur le plus original est le *sifflet d'alarme* qui fonctionne, dès que le pharmacien débouche un récipient contenant un poison quelconque.

Un octogénaire, qui avait soutenu, durant sa longue vie, que lorsque les savants sont lâchés, il y a bal chez Proserpine, légua le contenu de son coffre-fort à son médecin. — Ce dernier s'attendait à une succession importante, en rapport avec la fortune de son voisin ; mais son désappointement fut proportionné à la mystification dont il était victime, car les hommes de loi ne trouvèrent que les médicaments qui avaient été prescrits au défunt pendant un demi-siècle. —

Les fioles étaient intactes et les pilules au complet.

On pourrait peut-être en conclure qu'une cure doit le plus souvent commencer par des semonces et non par des remèdes, quitte à recourir ensuite aux bocaux des pharmaciens : J'estime, écrivait naguère Adrien Marx, que le docteur contemporain doit pencher plutôt vers la morale que vers les toxiques. Au lieu de s'écrier : « A moi, ma bonne strychnine ! » quand un Parisien se plaint de la tête, des reins ou des jambes et ajoute que son humeur est noire, tandis que ses nuits sont blanches, il devrait avoir le courage de résister aux tentations des mixtures dangereuses et répondre carrément : « Vous fumez trop, mon garçon, vous mangez trop, vous restez trop tard au club, vous ne marchez pas assez dans les bois et vous regardez trop complaisamment les passages d'*Excelsior*, où soixante danseuses, alignées sur un seul rang, fondent sur vous comme un seul homme, la jambe en l'air. »

Certes, nous absorbons suffisamment de poisons dans les rues, empestées par les soupirs fétides de l'égoût, et sur nos tables chargées d'une alimentation sophistiquée. — L'atmosphère des salles de spectacle et les restaurateurs versent à profusion dans notre économie des gaz, des liquides et des solides délétères ; il n'est pas nécessaire d'en augmenter la dose.

Mais, puisqu'il n'est pas possible de guérir tous les malades avec des discours, des propos rassurants et de sages conseils, faisons du moins en sorte que notre écriture ne vienne pas ajouter de nouveaux dangers à ceux que la chimie fait courir à l'humanité ! Soignons nos malades, mais soignons aussi nos voyelles et nos consonnes ; tout le monde y gagnera quelque chose : Le corps médical, de la considération, et ceux qui nous accordent leur confiance, de la sécurité !

ÉDUCATION PHYSIQUE DE LA FEMME

C'est une tâche aussi intéressante que méritoire de soulager et guérir les maladies intimes de la femme. Mais il vaut encore mieux prévenir, et, quoiqu'on ait dit que les médecins hygiénistes étaient des philanthropes qui agissaient contre leurs intérêts, je suis sûr d'avance de ne pas trouver d'opposition, en venant préconiser quelques-unes des conditions qui pourraient empêcher bien des femmes de devenir malades.

Pour cela, il s'agirait de veiller de bonne heure, avec une sollicitude tendre, sur la constitution de ces sensitives, alors qu'elles sont encore dans le milieu trop ouaté de leur famille et de travailler sans cesse à durcir la trempe de leur physique comme celle de leur moral. Le sujet n'est pas nouveau, mais il reste toujours d'actualité. En pareille matière, il n'y a pas à craindre de battre le rappel et de revenir à la charge ; nous aurons toujours à lutter contre l'indifférence ou la routine !

. . . .

On s'est beaucoup occupé, et avec raison, depuis quelque temps, de favoriser les exercices corporels dans les pensionnats de jeunes gens ; dans l'intérêt de la patrie, on veut avoir des corps robustes et des intelligences saines. C'est très bien de chercher à faire des hommes larges d'épaules et d'idées, afin de permettre au cerveau de se meubler de hautes pensées et d'enthousiasmes généreux, jusque dans les moindres recoins, afin que leur force soit ensuite mise au service du progrès et de la justice. Ce souci est des plus louables, mais il devrait viser non seulement le sexe que l'on dit fort, mais à plus forte raison l'autre, dont la faiblesse, malgré quelques exceptions, est légendaire. Or, jusqu'ici, l'on ne s'est guère préoccupé des jeunes filles lymphatiques et mal échafaudées, qui sont pourtant destinées à perpétuer notre race. En vue de leurs maternités futures, elles devraient au contraire être l'objet de préoccupations spéciales. On devrait fortifier tout particulièrement leurs muscles et leurcara ctère, cultiver méthodiquement leurs instincts, leur donner le sens précis du goût, de l'harmonie, du jugement et de la mesure en tout, et cela, j'y insiste, dès que l'aube des idées commence à luire dans leur tête, dès que la demi-nuit de leur cerveau est traversée par les instables et confuses intuitions du commencement de la vie véritable.

Le souci du développement physique n'exclut pas, bien entendu, le culte de l'idéal. Tout en faisant au corps sa part légitime, il est bon de prendre aussi à ses débuts cette intelligence qui vient de s'ouvrir à la lumière, de la dégager peu à peu des sens qui l'enveloppent, de l'initier à la connaissance du vrai ; de rendre cette jeune âme attentive à elle-même, pour lui faire démêler la voix de la conscience à travers les cris désordonnés et confus de l'instinct et de la passion ; d'élever cet esprit, toujours prêt à se laisser choir dans la matière et de le soutenir par l'idée du devoir, par l'attrait de la vertu. Il est indispensable de cultiver cette fleur, pour la conduire, au prix de mille soins, jusqu'à son complet épanouissement ; de tailler enfin dans cette nature, qui tient de l'animalité, je le veux bien, mais qui doit s'élever fort au dessus, de tailler, dis-je, dans ce marbre de chair, dans cette contexture de nerfs et de muscles, quelque chose d'infiniment supérieur !

Après cette déclaration de principes, après avoir donné la première place à l'énergie morale, aux lois conservatrices de la vigueur corporelle, à la tempérance et à la chasteté, je serai plus à l'aise pour parler de la souplesse des muscles et du bon fonctionnement des organes.

Si les petits Parisiens, en particulier, sont si souvent malingres, mal venus, d'une architecture défectueuse, leur mauvaise constitution est généralement attribuable à leur mère, qui manque de sève, qu'on a trop calfeutrée, dont le bassin est mal développé, qui veille trop, abuse du corset, ne sort pas assez, est enfin la névropathique et pessimiste victime de nos conventions étriquées, sans liberté, sans expansion.

Les femmes qui habitent la province ont elles-mêmes les plus funestes habitudes d'inertie. Elles s'occupent dans leur intérieur, sans doute ; mais elles s'y confinent, surtout pendant l'hiver, dans une tenue abandonnée, sans stimulants, et ne sortent généralement que le dimanche, pour assister aux cérémonies réligieuses ou faire quelques visites. Elles ne songent même pas à passer devant leur miroir, pour réparer ce qui est réparable, une partie des heures interminables de la journée. Elles préfèrent les consacrer imprudemment à des niaiseries et aux petits ouvrages, qui leur perdent les yeux.

Aussi, tout en étant dans de meilleures conditions hygiéniques, dans un milieu plus sain, elles ne se portent pas mieux que leurs sœurs des grandes villes, surtout les Parisiennes qui ont au moins la curiosité des arts, des colifichets et ne perdent pas une occasion de faire un tour, là où on se rencontre et où on peut les admirer.

Finalement, ces dernières gardent leur sveltesse et leur tournure élégante; elles n'ont jamais quarante ans que dans les actes de l'état civil; tandis que les autres s'éteignent vite, s'affadissent, deviennent des ménagères très prosaïques, très apaisées et se laissent envahir prématurément par l'embonpoint. Après quelques années de mariage, elles offrent au nord et au midi de leur personne des fluxions hottentotes, des empâtements gélatineux, des étages chancelants de tissus adipeux, qui n'ont rien de commun avec les convexités harmonieuses qu'elles envient à leurs modèles. Leur teint écarlate rappelle les écrevisses à la bordelaise. Leur âge devient facilement visible, quoique cael.. On dirait les statues vivantes de l'apoplexie. Cupidon se sauve effrayé : il y a trop à aimer !

Je sais bien qu'il existe des tares originelles, des diathèses, dont l'influence fâcheuse se transmet de génération en génération ; mais on ne fait rien pour les combattre, ou du moins on croit avoir fait beaucoup lorsqu'on a donné des viandes saignantes et de l'huile de foie de morue à la jeunesse enjuponnée. Certes, c'est quelque chose ; mais il est encore plus important de les faire vivre au grand air, dans un milieu sain, ensoleillé, en dehors de l'atmosphère surchauffée des salons, où on les astreint de bonne heure à tous les supplices des toilettes compliquées, qu'il ne faut pas abîmer ; dans ce but, on les condamne à l'inaction, à la contrainte, à des mouvements pondérés et méthodiques comme ceux des grandes personnes. Il faut pourtant que leurs articulations jouent, que leurs muscles travaillent, que leur ossature se consolide, si l'on veut parvenir à étayer cet édifice organique qui est trop frêle et manque de résistance. C'est avec raison qu'on a appelé l'air le pain de la respiration : Tel air, tel sang ; tel sang, telle santé. — L'air étant à la fois, pour nous, un milieu et un aliment, on devrait faire vivre à la campagne toutes les fillettes mal venues, malingres, les endurcir, les habituer aux lotions froides, leur donner l'appétit de l'air froid, au lieu de les exposer au danger de la claustration scolaire et du sybaritisme de la chaleur. Comme l'a écrit le docteur Morin, la devise de la Ligue nationale de l'éducation : « *Patrius pro patria ludus* » doit aussi s'appliquer aux demoiselles. L'hygiène somatique de la femme doit être étroitement calquée sur celle du garçon. C'est le seul moyen de former, plus tard, des unions robustes et fécondes, capables de faire souche d'enfants bien portants et ne demandant qu'à vivre.

Dans une conférence, Mlle Blanche Edwards, la doctoresse, s'est attendrie comme moi sur le sort des jeunes filles : « En présence de ces corps amaigris, dit-elle, à la poitrine excavée, au dos bombé, aux épaules saillantes ; de ces faces décolorées, aux yeux brillants d'intelligence, mais creusés et cerclés de bistre ; de ces figures trop sérieuses et préoccupées, se pose cette question : L'instruction qui nous fournit de tels êtres est-elle un avantage pour la nation?

« Combien de névroses ont pour unique point de départ le surmenage de ces cerveaux, bondés de connaissances mal digérées.

« Le matin, *la patiente* se lève fatiguée, se met au travail; l'examen est là qui la guette comme l'opérette les Péruviens, elle lit, lit encore, écrit des notes, dans des positions fatigantes que je ne puis qu'indiquer ici.

« A midi, pas d'appétit : deux feuilles de salade vinaigrée, un cornichon, un petit croûton, quelques grains de café ou de charbon, voilà l'ordinaire; je ne vous souhaite pas pareille convive : la viande la dégoûte et elle préfère l'avaler en cachets sous forme de poudre alimentaire, je n'exagère rien; le dîner est la répétition du déjeuner.

« *Le travail cérébral absorbe, en cinq heures, les éléments de nutrition de dix heures de travail manuel,* — d'où dénutrition, affaiblissement graduel et mort, si la réparation est insuffisante.

« Il n'est plus question de jeux et, aux récréations, les malheureuses emportent leurs livres et continuent à lire les matières de l'examen, qu'elles empilent dans leur pauvre cerveau ; mais le désordre y devient tel, qu'aucune de ces substances n'y pourra être retrouvée au moment utile. »

Mlle Edwards s'élève fort justement contre les inconvénients de la claustration ; elle estime que de fréquentes promenades au grand air économiseraient bien des verres de quinquina ; elle préconise la balnéothérapie, surtout pour les maisons religieuses, où, par pruderie, la propreté n'a jamais été considérée comme une vertu théologale.

On y lave bien les parties exposées à l'air ; mais on soustrait le reste du corps le plus longtemps possible à l'action de l'eau. Il en résulte que les pores de la peau fonctionnent mal, de même que la respiration pulmonaire laisse à désirer.

« Non, ajoute-t-elle en terminant, ce n'est pas le superflu, l'air pur, l'exercice au grand air, l'hydrothérapie, pas plus que la nourriture saine et abondante. C'est, pour les fils comme pour les filles d'un pays, le strict nécessaire qu'on leur doit, au même titre que les programmes parfaits, trop parfaits, auxquels ils sont soumis actuellement. — En résumé :

« Des récréations nombreuses dans l'enfance ;

« Des promenades amusantes dans l'adolescence ;

« Des promenades utiles et en plein air pour les jeunes filles ;

« Un costume solide, commode et uniforme pour toutes ;

« Des bains et de l'hydrothérapie à profusion.

« Voilà les vœux que nous émettons pour la jeunesse française, afin d'avoir de belles jeunes femmes, fortes et bien constituées. »

Quel est le médecin qui, dès le début de sa carrière, n'a pas été frappé de la pauvreté plastique de la femme moderne, chez laquelle tout est en déficit ? Les couturières sont devenues des faussaires, et leurs costumes sont remplis d'artifices, destinés à nous donner l'illusion des contours harmonieux, qui devraient être l'apanage de ces dames. En ce temps où l'on réforme tout, voilà un bon sujet de revision. Puisqu'on ne rencontre plus de poitrines opulentes, vraiment propices à l'allaitement, ni de hanches développées n'ayant pas à redouter la gestation, il faut en faire par les procédés usités pour l'élevage des animaux. Il n'y a qu'à imiter nos voisins d'outre-Manche, qui, sur ce point, comme sur beaucoup d'autres, hélas! nous ont précédés.

Le mot élevage sonne mal à certaines oreilles prévenues ; il déplaît aux partisans de l'éternelle routine, qui voudraient nous faire tourner sans cesse dans le même cercle... vicieux. Mais les vieux errements sont condamnables, puisqu'ils aboutissent finalement à l'amoindrissement de nos rejetons.

On oublie trop que la véritable destinée de la femme est de devenir épouse et mère; tout devrait tendre à la préparer à ce rôle touchant et glorieux, infiniment plus enviable et plus apprécié par l'homme que toutes les distinctions professionnelles, dont quelques déséquilibrées font leur unique objectif. Le sort de la plupart fait songer à Raoul Desloges, au fort en thème d'Alphonse Karr, qui, pourvu de tous les diplômes universitaires, finit par devenir *flot du cirque*.

Je voudrais bien savoir ce que deviennent pour la famille les bachelières et les doctoresses, qui font l'assaut de toutes les professions et renoncent à surveiller nos hauts de chausse?

Je doute fort que les fatigues et les soucis qu'entraîne la préparation des examens soient favorables aux fonctions puerpérales. — Ah! comme nous sommes loin du temps où la reine Berthe filait!

Mais faisons la part de l'exception, je le veux bien; admettons qu'il y a quelques femmes tout particulièrement douées, qui sont capables de faire les études et de supporter les mêmes fatigues que l'homme. En revanche, la grande masse a besoin d'être remontée et ne pourrait fournir une carrière laborieuse. On semble l'avoir compris, en renonçant peu à peu à l'engouement exagéré qui portait tant de jeunes personnes à se salir les doigts d'encre, plus que de raison; à maigrir, à s'anémier, pour conquérir des brevets dont elles n'avaient aucun besoin. On en reviendra, je l'espère, à préférer une cour d'amour aux cours abstraits et fastidieux, au travail forcené, à l'entraînement ininterrompu pendant des mois et des mois.

On a reconnu les inconvénients de ces cultures intensives, le danger de la préoccupation fiévreuse qui précède les examens, qu'on subit la voix étranglée d'émotion, de l'angoisse affolée des suprêmes jours d'attente, à l'époque même où la fillette se transforme et devient vraiment femme. *Finis Poloniæ!*

Par une aberration flagrante, c'est de douze à dix-huit ans, c'est-à-dire au moment où les jeunes filles ont le plus besoin d'agir, de se remuer, de sauter et de danser sans maître, d'avoir des jeux mouvementés, batailleurs et hardis, de se développer, en un mot, qu'on les confine davantage, qu'on rend leur tête plus pesante, en consacrant chaque jour des heures et des heures à l'alourdir. Dans les couvents surtout, elles prennent de très bonne heure des allures graves et monacales, qui excluent les jeux et la course. Cela se conçoit pour les bonnes sœurs, dont les longs voiles doivent dissimuler des ailes, capables de les emporter loin de notre planète, mais non pour mes petites amies, que nous voulons y retenir.

J'ai eu l'occasion de pénétrer dans plusieurs maisons religieuses, admirablement organisées au point de vue du confortable et du bien-être des élèves; mais elles laissent toutes à désirer au point de vue des exercices physiques et de certaines règles hygiéniques : ainsi, il y a généralement trop de becs de gaz ; les calorifères sont trop chauffés, ce qui rend les enfants fort sensibles. En conséquence, dès qu'il fait mauvais, que la température est inclémente, on ne les fait plus sortir, sous prétexte d'éviter les transitions et les rhumes.

Et pendant ce temps, l'air des appartements est vicié par l'agglomération ; l'oxygène y fait défaut et le sang en est forcément moins riche.

Ce n'est pas tout : dans ces mêmes maisons d'éducation, qui offrent pourtant tant d'autres avantages, on recommande aux pensionnaires des attitudes particulières, l'immobilité ; elles doivent baisser modestement la tête et croiser les bras sur la poitrine, etc.

Rien de plus défectueux ; la respiration en est gênée, et c'est au prix d'une contrainte pénible pour les tempéraments nerveux et remuants, que cette impassibilité est obtenue.

Et qu'on n'aille pas me dire que quelques leçons de gymnastique par semaine puissent suppléer à cet état de choses ! On commence, du reste, à renoncer à tous ces appareils, déplorablement scientifiques, dont la manipulation se fait d'une façon méthodique et comporte l'attention et les ennuis d'une leçon.

Ce qu'il faut, comme on l'a compris à l'école Monge, c'est que les enfants des deux sexes se développent dans le sens de leurs aptitudes, de leurs tendances, de leurs besoins ; que la direction soit aussi peu sensible que possible, de façon à n'être pas insupportable. Il faut qu'ils jouent à leur aise, sans gêne, avec plaisir même ; après un exercice libre, renouvelé deux ou trois fois par jour, qui leur aura mis des roses au visage, qui aura activé leur circulation et reposé leur esprit, ils auront ensuite plus de lucidité pour profiter de l'enseignement de leurs maîtres.

En gymnastique, comme en tout le reste, on n'apprend qu'en amusant, et l'art d'enseigner n'est que l'art d'éveiller la curiosité des jeunes âmes pour la satisfaire ensuite. Les connaissances qu'on entonne de force dans les intelligences les bouchent et les étouffent, car, pour digérer le savoir, il faut l'avoir avalé avec appétit !

Les idées abstraites elles-mêmes gagnent à être présentées sous une forme vivante :

> Il nous faut en riant instruire la jeunesse,
> Reprendre ses défauts avec grande douceur,
> Et du nom de vertu ne lui point faire peur.
>
> (VOLTAIRE.)

Je ne crois pas à l'utilité du gavage scolaire, qui est aujourd'hui à la mode, et je saisis avec empressement l'occasion de le dire, dans l'intérêt au moins des bons élèves, qui sont vraiment surmenés.

J'ai déjà insisté, à la Société d'hygiène, sur la nécessité de donner un appui aux sièges qui, dans les pensionnats, servent aux élèves.

Cette précaution me paraît particulièrement utile pour les fillettes; il faut que leur colonne vertébrale soit soutenue, de façon à ce qu'elles ne se couchent pas sur leur pupitre ou sur leur table de travail; de façon à ce que leur cage thoracique soit portée en avant, bien dégagée. C'est le moyen de rendre la respiration plus libre, plus complète et aussi de favoriser le développement de la poitrine. Les attitudes vicieuses de l'enfance jouent certainement un rôle considérable dans les malformations du buste, que nous avons si souvent l'occasion de constater.

Je ne terminerai pas sans rappeler, avec le Dr Périer, l'importance d'une bonne direction médicale, dès l'âge le plus tendre :

C'est une erreur généralement répandue que le médecin n'est destiné qu'à soigner les malades et à les guérir de leurs maux. Autant dire que les architectes ne sont chargés que de la réparation des maisons. Comme celui-ci préside à la construction d'habitations ou d'édifices plus ou moins durables, celui-là doit présider à l'édification de ce corps qui sera toute la vie ce qu'on l'aura fait dans ses premiers ans. Car, comme l'a dit le poète anglais Wordsworth, « l'enfant est le père de l'homme », c'est-à-dire que le petit enfant qui s'élève aujourd'hui sous nos yeux léguera à l'homme de demain tout ce qu'il aura reçu de ses parents et ce qu'il aura acquis en bien ou en mal dans son éducation. Le médecin qui surveille la santé des enfants bien portants d'aujourd'hui sera tout indiqué pour soigner demain ces petits malades qu'il connaît. Il les connaît, en effet, quand, dirigeant leur alimentation et leur sommeil, leur exercice et leur repos, surveillant leur dentition et leur croissance, il voit ce que donne et ce que promet cette constitution qui s'édifie sous ses yeux. Sachant pour ainsi dire ce que vaut cette santé, il pourra prévoir ce qu'elle deviendra quand elle sera aux prises avec la maladie, quelle résistance chaque organe ou l'économie tout entière lui opposera,

et, s'il y a quelque partie faible, il saura la fortifier et la préparer pour la lutte et la garantir
au moment opportun.

VILLES D'EAUX ET BAINS DE MER

« *Frère, il faut mourir !* » Tel est le refrain mélancolique que l'on commence à entendre nettement, aux quatre points cardinaux, avec la sonnerie plaintive des heures. A la fin de ce mois, les casinos les plus en vogue auront fermé leurs portes et joué la polka du cygne. — Les cloches des hôtels, qui, naguère encore, donnaient si joyeusement le signal du cliquetis des fourchettes et des... indigestions, semblent déjà vibrer dans le vide. On dirait qu'elles sont enveloppées d'une gaîne de crêpe et sonnent le glas funèbre des agonisants.

Les derniers touristes qui s'attardent à humer du bien-être, dans la quiétude alanguissante de l'automne, aux chansons lointaines et mouillées, ont l'air d'ombres errantes ; leurs pas n'ont plus de sonorité sur les feuilles flétries. On songe involontairement à Orphée cherchant son Eurydice. Hélas ! les grâces fuyantes de la création, les senteurs capiteuses des bois, le froufrou des oseraies, la fugitive musique des eaux courantes, l'enlisante mollesse des tapis herbus, n'ont pu retenir la belle enfant.

Elles sont parties aussi, comme les hirondelles, pour des climats plus chauds et plus *fortunés*, les belles petites qui endimanchaient les 21 jours d'exil de leur prochain !

Malgré les phrases encourageantes, que l'on sait, sur la sérénité du juste à sa dernière heure, sur la confiance des croyants en un lendemain réparateur (comme si les moribonds y voyaient plus clair lorsqu'ils vont fermer les yeux), je n'ai jamais vu personne succomber avec enthousiasme. — La mort est bien pour tous, physiquement du moins, une banqueroute finale, une suprême défaillance. On n'a pas la force de protester ; mais l'instinct de la conservation, qui veille au fond de l'être, se raidit et lutte à sa façon, avec des hoquets malpropres et des soubresauts désespérés. Les yeux de ceux qui vont quitter notre planète morose décèlent toujours les angoisses de la fin, la peur de l'inconnu, de l'éternelle énigme !

Cette anxiété *in extremis*, on la retrouve au mois de septembre, dans les regards des médecins et des hôteliers des plages et des stations thermales, qui voient arriver avec épouvante l'heure de la retraite, de l'isolement et de l'inertie. La vie estivale est toujours trop courte, à leur gré ; ils se révoltent contre la paresse du soleil, qui se couche à six heures, contre les brusques crépuscules qui arrivent sans transition, sans que le parc ait été embrasé par la rose illumination du couchant !

Certes, ils savent bien que leurs clients, plus favorisés que beaucoup de députés, reviendront avec les beaux jours ; mais ils ne peuvent se résigner à ce long interrègne de huit mois, à cet hiver sans éclaircies, sans fêtes, sans... bénéfices.

En l'an de disgrâce 1889, en particulier, leurs doléances ont eu plus de raison encore de se produire que par le passé. En effet, il paraît ; qu'à l'exception d'Aix et de Vichy la plupart des villes d'eaux n'ont pas reçu leur contingent habituel de visiteurs. — C'est la faute à la tour Eiffel. Et voilà que, pour comble de misère, les élections ont hâté la dégringolade. La fatale politique, dont l'influence funeste se retrouve partout, a précipité la fuite des électeurs.

Tant qu'il en est temps encore, avant que le coteau frileux ait revêtu sa rousse fourrure, ses haillons de feuillages rutilants ou jaunis, hâtons-nous de jeter un regard en arrière, de nous mêler à la foule cosmopolite, qui encombre encore les stations favorisées, tous ces endroits bénis où il semble qu'on soit plus heureux qu'ailleurs.

Cette belle compagne, qu'on appelle l'espérance, est généralement du voyage ; ses lueurs magiques charment par avance ceux qui souffrent et peuple leur rêverie de pensées réconfortantes, en attendant la guérison qui est au bout.

Il n'y a que des esprits attardés capables de croire qu'on ne va à Biarritz, Luchon, Vichy, etc., que pour suivre le sillage de robes généreusement entr'ouvertes, que pour vivre en mahométan dans un milieu d'épaules nues et d'émanations aphrodisiaques. Il y a des gens qui se figurent très sincèrement que la mer seule, là-bas, rentre chaque soir dans son lit; que l'océan n'est à Dieppe, à Trouville, que pour baigner des rendez-vous; que les voyageurs ne font qu'errer de couche en couche, celles-ci

étant entr'ouvertes à toute heure de nuit et de
jour; qu'on n'y rencontre que des aventuriers,
des joueurs ruinés qui veulent corriger le hasard,
des femmes stériles et fatiguées de l'être.

Certes, on s'amuse aux eaux : on y trouve des
Èves faciles, de tous draps, des primeurs déflo-
rées, savoureuses encore, et l'on y croque des
pommes ; c'est fréquemment fête carillonnée et
les distractions font partie du traitement ; mais la
cure domine tout et les sources sont plus fré-
quentées que les tables de jeu. On se déplace
beaucoup plus pour se refaire, dans le bon sens
du mot, que pour exhiber des falbalas tapageurs
et acheter des bibelots avariés. Ce n'est pas
pour le plaisir de se montrer que tant de
volumineuses femmes promènent leur cent vingt
kilos, partout où on leur promet l'amaigrissement.

Oui, il est possible que quelques filles d'Ève
se mettent en route avec un frisson de sensua-
lité, qu'elles apportent dans leurs toilettes
collantes des effluves de désirs inassouvis ; on
prétend que le train des maris arrive souvent
trop tard ; mais, enfin, de là à l'orgie balnéaire,
telle que se la figurent certaines imaginations en
délire, il y a loin.

Si les villes d'eaux facilitent la lacération de certains contrats, elles en font aussi surgir de nouveaux. Si l'on y rencontre des dames, grandes ou petites, qui n'ont de caché que leur âge ou leur passé, on y coudoie aussi de nombreux couples de fiancés et de jeunes époux, qui cheminent en extase, la main dans la main, les yeux dans les yeux. Que de baisers dans tous les coins, sans compter ceux que je suppose ! — Cela donne envie de faire la réplique. Que voulez-vous que devienne un célibataire qui est initié, d'une part, aux épanchements du ménage d'à-côté, et qui, de l'autre, grâce aux fissures des portes, surprend le négligé fort négligé d'une gracieuse voisine ? — A la faveur de la camaraderie des excursions, des rencontres, au détour des couloirs sombres, il se trouve amadoué, circonvenu, pris et lié, avant d'avoir eu le temps de résister. Il ne tarde pas à prononcer le oui qui l'engage, trop heureux, en fin de compte, de pouvoir placer à gros intérêts le capital si ébréché de ses avantages.

C'est surtout dans ces centres de villégiature qu'on peut faire le plus prestement du monde des études comparées sur la grandeur et la décadence des porte-monnaies. Au contact des boyards et des tapis verts, on oublie facilement la valeur du numéraire. — On commence le plus souvent par gagner, et, comme il est bon de rire chaque fois que l'occasion s'en présente et même sans occasion, on se hâte d'en profiter : excursions, champagne à pleins verres et chansons à plein gosier, rien n'est oublié.

C'est autant de pris sur l'ennemi, je veux dire la caisse insatiable du cercle, car la chance tourne, la guigne s'en mêle. On s'emballe ; l'arrière-garde des économies et les réserves de l'emprunt sont en vain appelées ; inutiles espoirs, efforts superflus. Après avoir fait le règlement de ses dérèglements, le malheureux se retire honteux et confus. Tout est perdu, fors l'honneur ; il ne lui reste plus rien... qu'un grand mal à la tête. Comme il s'arracherait les cheveux, s'il pouvait se livrer à cette nouvelle débauche !

On joue trop, partout, aujourd'hui, aussi bien dans les villes décorées d'une sous-préfecture ou ornées d'un receveur particulier que dans la dernière des bourgades de France. Mais, malgré les tripots et Mercure, les cités balnéaires continueront à exercer une attraction invincible sur les masses. Si elles ont des taches, comme le soleil, comme lui aussi elles réchauffent et guérissent. — C'est le port du salut pour bien des malades.

Parisiens, mes frères, continuez donc à vagabonder sous le ciel bleu, sans vous préoccuper du terme que la mode assigne aux villégiatures bienséantes ; ne vous hâtez pas de regagner la ville épuisante et tumultueuse. Cela vous permettra de vous replanter, raffermis, devant la tâche quotidienne et d'attendre de pied ferme les coups d'épingle de l'existence !

ÉCHANGES DE BONS PROCÉDÉS

ENTRE ÉPOUX

Le sujet que je veux traiter est un peu délicat ; mais comme ce livre n'est pas précisément destiné aux pensionnats de demoiselles, même laïques, je suppose qu'on peut y aborder les questions de l'ordre le plus intime, sans avoir à craindre d'effaroucher les lecteurs, qui savent que l'excès de la pudeur n'est que de l'indécence et de la dépravation. — D'ailleurs, ce que je vais dire ne peut qu'être favorable à la santé de la plupart des femmes (ce qui justifierait suffisamment cette causerie), et, ensuite, je compte bien déduire des conclusions de haute moralité sociale des considérations préliminaires qui vont suivre. Enfin, je suis arrivé à un âge où l'on a acquis le droit de tout dire, pourvu qu'on y mette des formes et que le but soit louable.

Cet exorde insinuant, vous êtes-vous déjà dit, est vraisemblablement un simple clou à accrocher quelque thèse égrillarde, propre à faire rougir même des briques et des sapeurs. — Il est possible qu'il rappelle les préambules collet monté d'Armand Sylvestre, lorsqu'il va lâcher quelque grosse gauloiserie. — Mais la ressemblance s'arrêtera là, car j'ai simplement pour objectif de plaider la cause de la femme, qui reste souvent en route, abandonnée par son compagnon, dans le voyage vers Cythère que les époux ou les amants ont l'habitude de faire avec plus ou moins de régularité, plus ou moins de fréquence, selon l'âge, les saisons et les latitudes !

On se met en marche avec la même ardeur ; mais bientôt monsieur est pressé d'arriver et il hâte le pas, sans laisser à sa compagne le temps de respirer, de reprendre haleine. Elle avait cependant bien commencé à conjuguer le verbe *aimer*, et, avec de la patience, elle l'aurait épelé d'une façon irréprochable jusqu'au bout ; mais il faut lui en laisser le loisir, surtout à partir de la trentaine. C'est le cas de rappeler le conseil littéraire de feu Boileau :

Cent fois sur le métier, remettez votre ouvrage ;
Polissez-le sans cesse et le repolissez.

Elle ne pourra que bredouiller sa leçon, si vous la lui faites répéter avec une hâte fiévreuse. Cela la découragera pour une autre conférence ; elle finira par trouver peu d'intérêt aux causeries conjugales et soupirera à la longue après les bavardages... illégitimes. Car, il n'y a pas à se le dissimuler, bien des femmes, qui n'ont jamais joué du canif, le tiennent cependant tout ouvert, et elles sont tentées de s'en servir lorsqu'elles ne trouvent pas au gynécée l'orateur capable de les captiver et de faire battre leur cœur !

Une dame, que je ne connais pas, après avoir lu une de mes brochures sur l'hygiène, m'a fait dire par mon imprimeur que je devrais bien publier un article contre les messieurs qui lisent leur journal en mangeant, sans songer à leur vis-à-vis. Je suppose fort que cette personne, ainsi délaissée, doit avoir à se plaindre de négligences encore plus importantes, de la part de son malotru de mari ; s'il est pris d'une fringale amoureuse, il doit la satisfaire brutalement, comme sa faim. — Tout le monde sait cependant qu'il ne faut pas manger avec gloutonnerie, pour éviter l'indigestion. Il n'y a que les canards, qui sont d'ineptes volatiles, incapables de rien apprécier, qui puissent digérer et prendre leurs ébats avec une rapidité vertigineuse.

Le père de la chirurgie française, Ambroise Paré, s'exprime ainsi dans son traité : *De la génération de l'homme*, publié en 1573 : « L'homme estant couché avec sa compagne et espouse, la doit caresser, s'il trouvait qu'elle fut dure à l'esperon, et le cultiveur n'entrera dans le champ de nature humaine à l'estourdy, sans que premièrement n'ait fait ses approches, afin qu'elle prenne volonté et appétit d'habiter et faire une petite créature de Dieu, et que les deux semences puissent se rencontrer ensemble, car aucunes femmes ne sont si promptes à ce jeu que les hommes. »

Voilà une vérité élémentaire, que nos concitoyens ignorent et dont bien des médecins eux-mêmes, qui voudraient pourtant avoir des enfants, semblent ne pas se souvenir. — Aussi, qu'arrive-t-il ? — C'est que les rapprochements conjugaux laissent le plus souvent Ève dans un état pénible d'énervement. Elle quitte les bras d'Adam vraiment *lassata sed non satiata*, sans avoir cueilli de pomme, sans cette sensation de bien-être qui doit accompagner l'ivresse d'un

abandon complet. Les organes utéro-ovariens
restent congestionnés et l'hyperhémie sexuelle,
en se répétant, sans compensation, peut certainement devenir le point de départ de la métrite.
— Ce n'est pas tout, la tête féminine, qui n'est
pas uniquement remplie d'églogues, se met à
travailler, surtout à l'époque de la maturité des
appétits et de la plénitude des sens, chez celles
que leur tempérament robuste et bien équilibré
ne porte pas à l'ascétisme. — Ces victimes
incomprises de la bêtise masculine ne sauraient
admettre que l'amour, qui est tant fêté en prose
et en vers, qui est glorifié par tous les arts, qui
fait faire tant de folies, se réduise à si peu de
chose, ne soit qu'une plate idole, ne laisse qu'un
vague désenchantement après lui.

Elles sont dans le cas des jeunes femmes,
pleines d'illusions, que, par intérêt, on marie
à des vieillards décrépits et quinteux. —
On comprend bien que Bartholo, cette épave
vivante à qui il faut des primeurs, se plaise à
claquemurer Rosine ; il pourrait être son père
et il lui serait difficile de changer de rôle ; mais
la bande des amours ne fréquente pas de pareils
colombiers, et Cupidon, sous les traits d'Alma-

viva, ne tarde pas à roucouler sous les fenêtres de la belle. Il n'y a que le lierre qui s'attache aux ruines ! — En voyant un vieux blason conduisant à l'hôtel une jeune sacoche, on ne peut que répéter le mot de Camoëns : « Cet hiver touche à ce printemps, mais ne le cueillera pas ! »

Certes, on ne saurait approuver les femmes qui, en pareil cas, après avoir eu deux cent, cinq cent mille francs de dot, finissent par n'avoir plus un maravédis de vertu et se hâtent fiévreusement de réparer le temps perdu, dès qu'elles ont donné un coadjuteur au mari impotent ou maladroit ! En se renfermant dans les devoirs de leur destinée, quelque froide qu'elle soit, elles y trouvent les seuls bonheurs possibles pour elles, et surtout toutes les dignités.

Oui, mais celles qui se résignent et ont la chance d'avoir un berceau pour consolation, finissent par être absolument délaissées. — Devenues à peu près indifférentes, elles ne font plus que se prêter, parce qu'il le faut, aux désirs de leur seigneur et maître ; Galathée est redevenue marbre, si bien que l'égoïste qui ne lui a pas tendu la main, lorsqu'elle ne demandait qu'à le suivre, ne tarde pas à s'adresser aux marchandes de sourires, comédiennes en chambre, aux plaisirs frelatés, aux caresses mensongères. Il abandonne le coin du feu pour le coin de la rue.

Eh ! grand nigaud, tu aurais tout avantage à rester aux pieds de ta légitime ; tu lui as fait la cour avant le mariage, recommence le plus souvent possible et continue toute la vie. — Tu t'obstinerais en vain à trouver du parfum aux marguerites effeuillées par tout le monde ; cultive plutôt la rose capiteuse qui ne demande qu'à fleurir dans ton jardin, qu'à embaumer ta demeure. Tu passeras, ayant démocratiquement apaisé ta soif à la fontaine Wallace, à l'abreuvoir public, sans avoir découvert la source que tu avais sous la main.

En somme, le mariage n'est pas un monologue, c'est une pièce à deux personnages, où les voix doivent être à l'unisson, où chacun doit jouer son rôle. — Que messieurs les maris s'exercent à donner la réplique. Chaque nouveau tête-à-tête marquera un progrès et une félicité nouvelle. — Ainsi soit-il !

LA FEMME DE QUARANTE ANS

Quarante ans, c'est la plénitude intellectuelle, c'est l'apogée, l'épanouissement complet pour l'homme ; c'est le commencement de la décadence pour les femmes ; il en est bien peu à qui on puisse appliquer le vers exquis de M. Leconte de l'Isle :

Les ans n'ont pas pesé sur ta grâce immortelle !

On les compte, celles à qui on peut répéter : « Non, vous n'avez pas quarante ans ; vous avez vingt ans, le matin et le soir. »

Malgré la ruse et les artifices, le miroir, avec ses implacables cruautés, finit toujours par dénoncer le passage du temps, dont le travail est plutôt meurtrier que bienfaisant. Quel vilain passage ! — On devrait pouvoir barricader.

Les premiers cheveux blancs annoncent l'invasion prochaine des barbares et la fin du règne : c'est l'enfer de la maturité, en attendant l'autre, pour celles qui oublient que l'heure est arrivée de se consacrer à la vertu.

L'âge, qui dépouille les vins, dépouille aussi les belles et « honestes » dames, mais non d'une façon aussi heureuse. S'il enlève au jus de la treille sa verdeur et son âpreté; il procure en revanche au beau sexe un assortiment disgracieux de faux cheveux et de dents artificielles. Sur les joues jadis délicates, s'épanouissent les pivoines rutilantes de la ménopause, que ne parvient pas à éteindre le mensonge des veloutines.

Au fur et à mesure qu'elle avance en âge, la femme perd insensiblement son duveté physique et moral. Pour peu qu'elle possède quelque reste avantageux, ayant survécu aux débâcles de l'âge, elle ne résiste pas à l'envie de le faire savoir à tout l'univers. Il est nécessaire qu'une fille d'Ève, à qui on a dit qu'elle était belle (cela remonte souvent à une époque éloignée), soit bien modeste ou bien fortement équilibrée, pour ne pas saisir avec empressement la première occasion qui se présente (elle la fait naître au besoin) de se faire passer en revue, d'étaler généreusement ce qu'elle croit être encore à point : un bras dodu, des épaules à fossettes, des cheveux à n'en savoir que faire, et qu'elle n'a pas eu besoin d'acheter, etc.

Certaines quadragénaires, de la race des mastodontes, sont particulièrement impitoyables. On les voit se décolleter jusqu'aux coudes et afficher sans cesse leurs grâces, indiscrètement grasses. Elles se prodiguent, se répandent, inondent le monde, sans qu'aucune censure puisse empêcher cet étalage de corps adipeux et de flasques embonpoints. Il serait même bon de prévenir parfois que l'exposition n'est visible que pour les adultes seulement.

Il en est de même aux bains de mer, où les uniformes balnéaires sont collants jusqu'à l'indiscrétion, où les vertus en perches des bourgeoises se mêlent, sans rougir, aux corruptions rebondies des courtisanes.

Cette complaisance à lever les voiles d'Isis, à en appeler au jugement d'un tribunal quelconque, lorsque l'âge des solitudes nocturnes est venue et que l'heure du couvre-feu approche, démontre une fois de plus combien il est difficile à certaines coquettes d'abdiquer simplement, de renoncer aux tendres concupiscences, sans tirer leurs dernières cartouches. Elles ont perdu le pouvoir de plaire, mais en ont gardé le désir. Leur cœur, aux suprêmes radotages, ne sait ni se taire, ni se recueillir, ni mourir tout seul ; elles n'appréhendent rien tant que de ne plus être aimées et, pour parler comme le grand prêtre Joad, elles n'ont pas d'autre crainte. Devant ces caducités fardées, on sent s'évanouir en soi le respect qu'on doit à l'âge !

Pourtant, ne les ridiculisons pas trop, les pauvres créatures, qui ont eu toutes les grâces naturelles et toutes les grâces apprises, de s'accrocher aux épaves de ce qui fut leurs charmes, alors que tout va leur échapper, alors que ce qui faisait leur séduction s'émiette, s'effrite et se ternit... inexorablement.

Bien des douleurs secrètes se cachent derrière cette coquetterie surannée ; car, chez un grand nombre, les sens survivent à leurs attraits ; leur maturité garde des appétits de jeunesse.

Un malheureux mari, affligé d'une compagne, chez laquelle la valeur continue malgré le nombre des années, s'est plaint dernièrement, à moi, d'avoir un service très actif à faire.

Comme il avait eu des accidents paraplégiques, il se préoccupait vivement de savoir si son maintien inusité dans les cadres de l'armée active n'aurait pas d'inconvénients pour sa santé.

Il ajoutait piteusement qu'il n'aurait pas mieux demandé que de prendre ses quartiers d'hiver ; mais que sa légitime ne voulait pas le laisser entrer aux Invalides.

Dans le cas contraire, qui est plus habituel, il y en a qui imitent Mme de Pompadour, laquelle devait faire violence à son tempérament et le forcer à des ardeurs qu'exigeaient les ardeurs du roi : « Elle appelait contre l'âge, contre les dégoûts, contre les malaises, contre la fatigue et la nature, les remèdes et les aiguillons. Elle recourait aux irritants, aux excitants, aux herbes et aux filtres, à ces feux que l'Orient prête à la médecine pour donner la fièvre à l'amour. Elle leur demandait le zèle et les forces de son rôle de courtisane, la moitié de son métier de favorite, et elle se tuait à triompher de son corps, de ses froideurs, par une nourriture qui lui fouettait et lui brûlait le sang tout ensemble. » (De Goncourt.)

La ménopause s'accompagne fréquemment de fluxions répétées, vers l'appareil utéro-ovarien, qui occasionnent des impulsions irrésistibles. Les cliniques de Guéneau de Mussy contiennent de bien curieuses révélations à ce point de vue.

Les plus beaux sermons viennent alors échouer devant cette sorte de rut tardif. On a vu des mères de famille, embrumées d'une vague mélancolie, dont l'attitude, fière et irréprochable, commandait le respect et ne prêtait nullement au madrigal, perdre en un instant, un jour de plate et d'infinie lassitude, le mérite de tout un passé d'honneur, désireuses aussi de goûter tardivement à l'inconstance. Hélas ! l'idole a des pieds d'argile ; il est facile de s'en apercevoir, lorsque l'âme féminine, sans assiette, n'a plus où se fixer, est détachée de tout ce qui la possède et la remplit, de tout ce qui est une foi ou un dévouement.

Après avoir senti se réveiller et fleurir ce qu'il peut y avoir en elle de tendre, elle regarde avec incertitude la pente qu'elle a montée et celle qu'elle va descendre. Déjà dépouillée de ses plus belles illusions, elle se demande avec inquiétude si elle a suivi la meilleure route et remet en question tous les principes, jusqu'alors acceptés pour lois. Le soleil commence à baisser, les plaisirs vont s'effeuiller sur leurs tiges, le temps presse si on veut les cueillir ; dans quelques jours les regrets seront inutiles.

Ah ! pour qui a toujours vécu dans les étroites limites de la règle, combien alors de tentations suprêmes !

« Debout aux bornes qui séparent deux existences, écrit Souvestre dans le *Médecin des âmes*, elle entend le doux appel des passions ; elle voit passer leur troupe, comme un chœur de riantes bacchantes ; elle respire, dans la brise, la flamme de leurs haleines et le parfum de leurs couronnes effeuillées. Continuera-t-elle son chemin, sans s'être mêlée au moins une fois à leur ivresse ? Descendra-t-elle la pente tournée vers le couchant, sans connaître ce qui fait le bonheur de tant d'autres ? Et si elle s'était trompée ! Si le monde n'avait point de meilleure joie ! Si elle arrivait à la mort sans avoir goûté à la vie ! Problème décevant et redoutable, qu'elle laisse rarement résoudre à la raison. Près de quitter les régions fleuries, elle veut emporter aussi sa gerbe : alors les scrupules s'évanouissent ; plus le passé a été austère, plus le présent se montre avide ; elle lui demande son arriéré de jouissances, et le long effort de ses vertus enfin subjuguées ne sert qu'à donner plus d'élan à son délire ! »

Cette curiosité *in extremis* fait surtout des ravages chez les épouses déçues, sans enfants, au cœur vide, dont le libertinage de tête a miné peu à peu toutes les assises morales, sur lesquelles reposait leur résistance. Elles arrivent à être sans pitié, disons pis, sans mémoire, pour ces amours raisonnables et mûris qui vivent à côté d'elles, sans les griser et les transporter.

L'habitude a émoussé leurs sens et les caresses banales ou insuffisantes de leur seigneur et maître les laissent indifférentes. Le regret des premières ardeurs, le désir de les voir renaître, le temps qui presse, et, nouveau serpent, leur insinue qu'elles n'auront bientôt plus rien de ce qu'il faut pour inspirer un caprice, les fait rêver d'une liaison qui les jette hors d'elles-mêmes.

Après le long martyre de leur pensée inoccupée, elles aspirent à relire le livre de la passion, à sa plus belle page, à paraphraser le *Cantique des Cantiques*.

L'occasion, l'herbe tendre (il n'est pas nécessaire qu'elle le soit), suffisent dès lors pour faire capituler des places jusqu'alors imprenables. Le

Rubicon est prestement franchi, sans que les infortunées cherchent à se raidir contre le courant qui les entraîne : *Consummatum est !*

. . . .

Dans ce qui précède, je n'entends pas poser une règle générale et accuser toutes les femmes de quarante à cinquante ans, surtout lorsqu'elles ne sont plus retenues par la crainte d'avoir des enfants, de devenir des Messalines insatiables. Beaucoup, je le sais, gardent leur sérénité et sont au dessus des misères humaines. J'ai tenu simplement à parler de quelques détraquées, que l'on peut considérer comme des exceptions maladives ; elles relèvent du médecin et du moraliste à la fois, et c'est à ce titre que j'ai cru devoir appeler la pitié sur leurs défaillances.

LE CUMUL MÉDICAL

Le médecin en chef d'une de nos grandes compagnies de chemins de fer, qui a pris très à cœur son rôle et s'en acquitte comme d'un sacerdoce, me disait, il y a quelques mois, que lorsqu'il avait à se prononcer sur le choix de plusieurs candidats, il faisait rarement pencher la balance du côté du confrère le plus recommandable de prime abord, surtout de celui qui possédait déjà un certain nombre de sinécures ou d'emplois, plus ou moins rémunérateurs. Il pense, avec quelque raison, qu'à honorabilité égale, un homme jeune, disposé à se prodiguer, s'occupe avec plus de zèle des employés de sa compagnie que son concurrent, déjà arrivé, accaparé par la clientèle et toujours pressé.

Si ce dernier peut, dans un cas déterminé, difficile, offrir plus de garanties, au point de vue du savoir et de l'expérience, les faits de pratique journalière, étant généralement fort simples, réclament plutôt du temps et de l'attention, qu'un coup d'œil exceptionnellement habile.

J'avoue que ce raisonnement m'a beaucoup séduit, et qu'en bonne justice il devrait faire des adeptes et recevoir une plus vaste application. C'est la cause des petits que je viens plaider ; il y en a tant parmi eux de fort méritants, ayant besoin d'être encouragés, qu'il m'a semblé que j'accomplirais une bonne action en prenant leur défense, en appelant sur eux la sollicitude des pouvoirs publics.

Il s'agirait donc de répartir, d'une façon un peu plus équitable, les postes qui sont généralement donnés aux mêmes personnes ; tout leur arrive à la fois, comme si ces confrères avaient le don d'ubiquité, comme si leurs forces physiques et morales pouvaient suffire aux besognes les plus disparates et les plus absorbantes. En fin de compte, il est assez juste que les travailleurs, les bûcheurs, ceux, en particulier, qui ont suivi la filière des concours, qui ont le titre de médecin des hôpitaux, soient les favorisés et reçoivent des dédommagements. Mais, de là à une sorte d'accaparement, il y a loin. La mesure s'impose ici comme en toute autre chose.

Il faut, après tout, prendre l'espèce humaine comme elle est et ne pas trop lui demander. Il est impossible que l'homme, même le plus consciencieux, ne fasse pas passer ses intérêts propres, ceux que représente une clientèle rémunératrice, avant les services maigrement salariés qu'on lui a confiés. Il est impossible qu'à un moment donné, lequel moment peut se représenter moultes fois, il ne néglige pas l'un pour l'autre. Les suppléances, en pareil cas, ne valent jamais la surveillance d'un titulaire responsable, ayant des loisirs suffisants pour bien accomplir sa tâche.

Il y a des médecins à Paris qui ont la charge de veiller sur l'état sanitaire d'une vingtaine d'associations, employés de commerce, d'une gare, du gaz, sergents de ville, bureau de bienfaisance, pensionnats, maisons religieuses, préfecture de police, ministère, etc., etc. Eh bien! avec la meilleure bonne volonté, ils ne peuvent pas s'en acquitter d'une façon irréprochable.

Ce travail gagnerait certainement à être divisé, à être confié à un plus grand nombre d'ouvriers. Sans approuver les pauvres qui portent envie aux riches et tenteraient de les dépouiller, sans la peur du gendarme, on ne saurait approuver certains confrères, âgés et millionnaires, qui continuent à détenir des emplois (comme l'état civil ou le service à domicile), qui aideraient à vivre des débutants ou des pères de famille besogneux.

C'est leur droit, dira-t-on. En est-on bien sûr? Leur droit, au point de vue strictement légal et égoïste, c'est possible; mais non par rapport à ce sentiment élevé qui veut qu'on pense un peu à ses semblables, qui exige qu'on fasse à autrui ce qu'on souhaiterait pour soi-même.

Comme je suis désintéressé dans la question et que je parle d'une façon générale, sans aucune arrière-pensée, qu'il me soit permis de prêcher le désintéressement à tous les cumulards qui ont encore plus de titres au porteur que de titres scientifiques, ce qui n'est pas peu dire. Du moment que leur avenir et ceux des leurs sont largement assurés, ils ne peuvent que gagner en considération en ne faisant pas preuve de rapacité. Sans cela, on pourrait leur attribuer l'épitaphe faite sur la tombe d'un personnage qui avait obtenu une vingtaine de grosses sinécures :

« Ici gît X..., à la seule place qu'il n'a jamais sollicitée ! »

Je ne serais pas étonné de croire que c'est avec la pensée de déloger quelques entêtés, qui n'en avaient nul besoin, que la direction de l'Assistance publique a bouleversé, pour l'organiser sur de nouvelles bases, le fonctionnement des bureaux de bienfaisance. Je préfère m'arrêter à l'idée de cette espèce de socialisme intelligent et réparateur, que d'admettre que des questions de politique mesquine ou de personnalités se dissimulent derrière cette petite révolution.

J'espère, du reste, qu'avec le temps, le médecin deviendra un des principaux fonctionnaires de l'État et que ses services seront récompensés comme ils le méritent. Le souci des grands problèmes hygiéniques est destiné à occuper une place de plus en plus prépondérante dans les préoccupations des pouvoirs publics. Nous entretenons des armées innombrables, à grand renfort de millions, pour combattre les ennemis du dehors. J'entrevois l'époque où de fortes sommes seront également consacrées aux milices scientifiques, qui auront la mission officielle d'exterminer les ennemis du dedans, les microbes qui infectent les villes et même les campagnes. Le médecin, muni du microscope et d'antiseptiques, devra alors visiter les établissements publics et particuliers, veiller sur l'air que nous respirons, sur les produits frelatés qui nous empoisonnent, être partout et toujours une sentinelle vigilante, armée contre la contagion et les épidémies.

C'est une question vitale de premier ordre, car la natalité baisse de plus en plus en France ; il s'agit donc, pour éviter l'amoindrissement de notre race, de conserver nos trop rares rejetons et de faire durer le plus longtemps possible le capital que représente chaque existence.

Après cette courte digression, je reviens à mon point de départ et je termine en appelant une réforme salutaire.

Jusqu'à ce jour, dans la distribution au corps médical des places honorifiques et des emplois salariés, il y avait beaucoup d'appelés et peu d'élus. Je souhaite que dorénavant la fortune se montre moins aveugle, qu'elle distribue ses faveurs d'une façon plus équitable, ou du moins qu'une part plus copieuse du gâteau soit abandonnée à ceux qui ont faim. Il y a des fringales boulimiques qu'il est prudent de ne pas favoriser, tandis qu'il

est moral et humain d'apporter un peu de bien-
être dans ces intérieurs modestes qui, s'ils ne
sont pas l'élite, représentent du moins la force
du nombre. Ils représentent aussi l'espoir en
un avenir meilleur, car ces ménages-là sont
féconds ; ils donnent des bras et des intelligences
à la patrie.

Moralité : Aveugle qui ne la voit pas.

LE CHAPEAU HAUTE FORME

Delenda est Carthago!

Le peuple souverain croit avoir démoli toute les Bastilles : c'est une erreur. L'horrible tuyau, prétentieux et rigide, dont tout Parisien se croit obligé de s'affubler, n'a pas capitulé et maintient à des hauteurs invraisemblables ses audacieux bastions !

Ce que c'est que la routine et l'habitude ! — On se fait peu à peu une optique spéciale, et l'on arrive à ne plus être offusqué par les laideurs les plus repoussantes. C'est l'histoire du garde municipal qui surveille le cancan à Bullier ; il finit par ne plus le trouver indécent et voudrait même y prendre part.

Ah ! comme Henri Heine avait raison de redouter jusqu'au voisinage d'une femme contrefaite ! — Il pensait prudemment qu'à force de voir le même laideron, on oublie ses imperfections et l'on est capable, après un certain temps d'abstinence et avec un régime échauffant, d'aspirer à devenir pour elle autre chose qu'un frère.

Nos contemporains sont victimes de la même illusion : elle leur fait fermer les yeux sur la repoussante réalité ; ce qui explique pourquoi le chapeau de soie a résisté, depuis tantôt un siècle, aux quolibets et aux sarcasmes dont on n'a cessé de le larder.

Car, enfin, il est funèbre, encombrant, ridicule, démesurément allongé, ce cylindre poilu, et il n'y a rien de moins artistique que la ligne droite. Quoi de plus incommode, même pour les gens qui savent le porter, que ce feutre proéminent, qu'il faut garantir sans cesse contre les avaries, et qui, malgré des précautions minutieuses, se heurte au chambranle des portes, au plafond des voitures et des entresols ? — Son poids seul, malgré les prospectus alléchants, qui le représentent plus léger qu'un papillon, devrait le faire supprimer.

Or, par une sorte d'ironie et de défi porté au bon sens public, ce sont surtout les médecins qui s'en parent ; même pendant l'été, dans les villes d'eaux, ils persistent à s'en affubler. Il semble qu'avec l'Elbeuf le plus sombre, il doit constituer une partie obligatoire, quoique non gratuite, de leur costume. Ils se condamnent à être noirs et gais comme une bouteille d'encre, comme une paire de bottes. — En se résignant au vêtement de deuil du croque-mort, du traître, de l'huissier et du démon, jadis exilé du paradis de lumière, ils s'exposent à être confondus avec les dentistes et les pédicures qui, eux aussi, cherchent à en imposer à la galerie par leur tenue ténébreuse.

Tous ces gens-là me font l'effet de travailleurs endimanchés, allant assister à une noce ou à un baptême de banlieue. Rien d'imprévu et d'invraisemblable comme les chapeaux exhibés en pareil cas. Il y en a qui sont de véritables reliques anté-diluviennes, qui ont dû se transmettre de génération en génération, pour ne voir le jour que dans les grandes circonstances.

C'était une de mes joies, jadis, le jour du Comice agricole, de contempler les autochtones de ma ville natale, conseillers municipaux, petits et gros boutiquiers, défilant dans les rues, surmontés de gibus extraordinaires, tirés avec précaution de l'armoire familiale. Oh! les curieuses binettes et les réjouissantes tournures! — Et comme la plupart d'entre eux étaient inquiets, dès que la moindre brise venait à les effleurer. Quels transports aussi, parmi les assistants, lorsque le vent occasionnait quelque chute. C'était alors une course désordonnée pour reconquérir le volage, dont les zigzags semaient l'effroi parmi les chiens du voisinage. — Les malheureux fonctionnaires défilaient mélancoliquement derrière les pompiers; ils s'empressaient ensuite de promener *leur dame,* également pavoisée, je veux dire vêtue d'étoffes assez voyantes pour procurer des ophthalmies, pendant le délai strictement nécessaire, et ne retrouvaient leur sérénité qu'après avoir déposé le corps du délit sur un support libérateur.

Le docteur Coriveaud, qui a des indulgences de Saint-Vincent-de-Paul pour le monstre que j'attaque, a prétendu que mon ennemi intime est, avec l'habit à queue, l'uniforme démocratique par excellence, contre lequel ne prévaudra plus jamais aucune aristocratie (comme c'est regrettable !).

Il soutient que c'est le luxe mis à la portée de tout le monde, la mise décente accessible aux plus humbles et aussi la parure élégante de ceux qui ont appris à s'en servir.

Il aurait pu ajouter que la queue de morue sert à tout, à se marier, à mener ses parents en terre, à faire bonne figure aux réceptions de l'Hôtel de Ville, etc.

Franchement, l'habit représente surtout le triomphe du chétif et du plat; mais s'il reste la livrée officielle, il est condamné dans le monde de la fortune et du plaisir; il mourra tristement comme il a vécu, ce vilain, cet étriqué. La jeunesse s'est révoltée définitivement en faveur de l'habit rouge. D'autres couleurs tout aussi gaies, sans être aussi bruyantes, ont déjà fait leur apparition.

Quant au gibus prétentieux, qu'il faudrait frapper d'un impôt très lourd, selon le vœu jadis formulé par un financier fantaisiste, par feu M. de Lorgeril, certes, oui, c'est une parure démocratique, et c'est pour cela que nos petits hommes politiques ne négligent jamais de s'en couronner; c'est un moyen de se grandir. Hélas! c'est ce qu'il y a de plus haut, *chez la plupart* de nos gouvernants. — Peut-être quelques-uns d'entre eux ont-ils conscience que la vie étant une farce lugubre, il est bon de s'affubler d'une façon mélodramatique, comme leurs aînés, de la Carmagnole et du bonnet de la liberté (qui est devenu l'emblème du contraire!), pour jouer un bout de rôle de cette pièce écrite par un Shakespeare inconnu et dont ils nous font payer fort cher la représentation. Mais à ce jeu-là, ils perdent leurs cheveux, et, comme je tiens à conserver ceux qui me restent, je demande en grâce qu'on restreigne les proportions de cette coiffure maussade. — Car j'en use comme les autres, mais en maugréant, mais en protestant contre cette tyrannie insupportable, qu'il faut subir comme toutes celles que la mode nous impose. — Je préférerais encore la cravate blanche et les favoris de la génération antérieure à cet épouvantail à moineaux. C'est une erreur de croire que le public soit sensible à ce funèbre extérieur; il sait parfaitement que l'accoutrement de Diafoirus et autres caricatures de Molière, qui n'avaient appris qu'à bredouiller du latin incohérent, ne suffisait pas à dissimuler leur ignorance.

Sans doute une allure décente, recherchée même, ne saurait nuire; un fils d'Hippocrate habillé en gommeux, avec une rose à la boutonnière, superbement paré et bariolé comme un

papillon ou un oiseau-mouche, ferait certainement mauvais effet au lit d'un moribond ; mais il
y a une juste mesure à garder en tout, et il n'est
pas nécessaire, pour inspirer confiance et guérir
son prochain, d'endosser des houpelandes à
sous-pieds et des chapeaux à paratonnerre, qu'il
faut d'ailleurs poser, dès qu'on franchit le seuil
d'une demeure.

Les clowns des cirques ont montré depuis
longtemps ce qu'il faut faire de l'antique tuyau
de poêle, en le transformant en accordéon. — Ils
l'aplatissent sans pitié, à la grande hilarité des
enfants, avec de tonitruantes détonations. La
destruction tapageuse de cet engin comporte
une amère pensée de critique et devrait diri-
ger notre conduite.

Les étudiants ont donné un bon exemple, en
adoptant le béret en velours noir, qui est vraiment pratique et même artistique. J'espère que
ceux qui les ont précédés dans la carrière com-
prendront à leur tour la nécessité d'une réforme,
d'un nivellement général. — La justice fut toujours lente, en France comme ailleurs ; mais
l'heure des représailles sonnera tôt ou tard, je
me plais à le croire, sans même qu'il soit néces-

saire de faire intervenir une haute cour pour cela.

Cet évènement trop tardif, devra être marqué d'une pierre blanche, car un réel progrès hygié- nique aura été réalisé.

LE MALTHUSIANISME

Voilà un mot qui a fait verser bien des flots d'encre ; depuis longtemps j'ai l'envie d'exposer mes idées sur ce sujet délicat et je me décide enfin à leur faire prendre l'air.

Je me propose d'être très franc et de dire tout haut ce que tant d'autres pensent tout bas, — malgré la pudibondicité de commande de certaines oreilles, démesurément longues. En somme, le monde est trop vieux barbon pour qu'il puisse faire l'ingénu sans ridicule, et, les médecins en particulier, à qui je m'adresse, sont censés avoir perdu l'habitude de rougir à tout propos, comme une mariée à l'approche de minuit.

Je crains bien, du reste, que dans toute cette affaire, on ait affiché une réserve qui est loin d'exister dans la pratique. D'après une statistique assez plaisante, concernant le nombre des héritiers dévolus aux membres de l'Académie française et de l'Académie de médecine, on pourrait même supposer qu'ils ont une morale toute différente, selon qu'ils sont en cause ou qu'ils s'adressent à la galerie.

A entendre ces moralistes, qui thésaurisent en amour comme les autres, du haut de la tribune officielle, la mère Gigogne mériterait notre plus pur encens ; il faudrait presque instituer des pèlerinages en son honneur ; mais, pendant leur retour au gynécée, leur belle ardeur s'évapore évidemment ; sans cela, leur progéniture serait évidemment plus nombreuse. Leurs moitiés gardent généralement *leurs mamelles sèches et leurs flancs stériles*.

Dans *La Morte*, Octave Feuillet met les propos suivants dans la bouche de Sabine : « La maternité est une de ces servitudes que la nature nous impose pour sa satisfaction particulière et dans l'intérêt de son œuvre. Or, vous savez que je suis, à l'égard des lois naturelles, une révoltée. Mes principes consistent à ne prendre autant que possible que les joies de la vie et à en repousser les souffrances. La nature a généralement attaché un appât quelconque à chacune de ses lois oppressives, afin de nous les faire accepter. C'est ainsi qu'elle a inventé la volupté comme un appât à la maternité. Le fait d'un esprit émancipé est de saisir l'appât et de laisser le reste. Vous me direz que si chacun pensait comme moi, le monde finirait. Je vous répondrai que cela m'est tout à fait égal. La nature n'a, vous le savez, qu'un souci, c'est de conserver l'espèce : elle a, du reste, le mépris de l'indivi-du... Eh bien ! j'ai comme elle le mépris de l'individu, mais de plus qu'elle, j'ai le mépris de l'espèce !

« Elle ajouta, il est vrai, avec sa grâce fémi-nine et son admirable sourire à fossettes : — Et puis, mon ami, maternité est ruine de beauté, et puisque vous me trouvez belle, je veux le rester. »

Eh bien ! il me semble (ayons le courage de l'écrire), qu'à son point de vue personnel, Sabine fait preuve d'une logique irréfutable, tout comme les membres de l'Institut qui redoutent les charges d'une nombreuse descendance.

John Stuart Mill a écrit cette phrase, qui paraît abominable, de prime-abord : « On ne peut guère espérer que la moralité fasse des pro-grès, tant qu'on ne considèrera pas les familles nombreuses avec le même mépris que l'ivresse ou tout autre excès corporel. »

En y réfléchissant, la chose est moins monstrueuse qu'elle n'en a l'air ; elle renferme même en germe la solution du paupérisme, de cette misère sociale qui contient en elle tant de ferments révolutionnaires formidables.

Les recherches minutieuses, entreprises par M. d'Haussonville, établissent de la façon la plus nette que les chiffres de naissances les plus faibles sont fournis par les arrondissements les plus riches de Paris. En revanche, le coefficient le plus élevé est donné par l'arrondissement le plus pauvre, le treizième. Il est près de trois fois plus fort que dans le huitième.

Vaugirard et Belleville sont également d'une prolificité remarquable.

Ainsi, c'est l'aisance qui est stérile et c'est la misère qui est féconde. Ce sont ceux qui ne peuvent pas les élever qui ont le plus d'enfants.

Que voulez-vous qu'ils deviennent ? — Ne sont-ils pas fatalement destinés à être en partie les fléaux de la société, les garçons à peupler les bagnes, les filles à alimenter la corruption publique ?

Presque tous les assassins modernes, fin de siècle, sont des voyous pâles, rachitiques, perdus de vices, nés dans la misère, se développant dans l'abjection, toujours en quête de mauvais coups à faire, vivant de la prostitution et du vol, scrofuleux au physique et au moral, rebelles à toute amélioration.

La vie est si dure à certains de ces martyrs, même à ceux qui résistent aux entraînements malsains, qu'on est tenté de se demander si ceux qui la leur ont donnée ne devraient pas être punis, comme ceux qui la leur ôteraient. — On serait tenté d'approuver l'idée au moins originale de ce médecin californien, qui a proposé la castration comme pénalité légale.

Il conseille de castrer les criminels et certains aliénés. Cette manière de faire, croit-il, serait bien plus utile que la prison, pour améliorer la race humaine et éviter sûrement l'hérédité criminelle. Il croit que l'intérêt bien compris de la société exige ce mode d'intervention, car si son procédé était adopté, le nombre des dégénérés décroîtrait rapidement, et parallèlement le nombre des crimes.

Si nos souvenirs sont exacts, un membre du

Parlement anglais avait proposé cette pénalité, non pas pour les criminels en général, mais pour les individus coupables d'attentats aux mœurs, de viol, etc.

Il faut cependant reconnaître que si la nature se plaît à des exceptions, elle peut aussi faire sortir des créatures bien nées d'une souche médiocre, et même suspecte. C'est ce qui démontre l'erreur de l'école naturaliste, qui semble n'avoir rencontré sur son chemin que des difformités, des monstruosités, des sujets relevant de la pathologie ou de la Cour d'assises : il semblerait, à lire Zola, que l'humanité, sans exception, pataugeât dans un immense bourbier, dont rien de pur et de sain n'émerge jamais. La fatalité héréditaire est heureusement moins inéluctable que l'antique destin : « On connaît le fameux arbre généalogique des Rougon-Macquart, écrit le docteur Cullerre ; on s'étonne seulement de le voir si feuillu, étant si véreux, et l'on se prend à souhaiter, en face de cette prétendue histoire naturelle et sociale d'une famille sous le second Empire, que l'auteur, poussant ses théories scientifiques jusqu'à leurs dernières conséquences, s'empresse de faire s'éteindre dans la stérilité une race si mal douée et si malfaisante. »

Concluons en disant que les études médico-psychologiques permettent de mieux connaître le cœur humain, et rendent indulgents pour les défauts des autres. Elles nous portent à voir une tare originelle là où nous ne verrions qu'excentricité ou faute; elles nous permettent de chercher une excuse et de parler d'irresponsabilité !

Quoi qu'il en soit, il est incontestable que le développement trop rapide d'une partie de la population, sans moyens de subsistance assurés, peut être considéré comme un mal, comme une charge publique, plutôt que comme une source de prospérité. Il explique les sophismes et les aspirations anarchistes des innombrables bâtards que la prostitution jette sur le pavé des grandes villes.

Qu'on en gémisse ou non, en physiologie animale comme en physiologie végétale, il est constant que les races d'élite sont celles qui se reproduisent avec le plus de difficultés, et qui ont le plus de tendance à dégénérer au point de se perdre. Il faut des efforts sans cesse renouvelés pour les conserver.

Le Français, par suite de la civilisation intensive qu'il a subie depuis l'époque gallo-romaine, constitue une race essentiellement d'élite : on ne doit donc pas s'étonner s'il ne possède pas les qualités prolifiques des peuples moins perfectionnés.

L'accomplissement du commandement biblique : « Croissez et multipliez, » n'est évidemment ni du ressort de l'État, ni de celui de la loi. Mais ce que l'État ne doit pas faire, c'est de contrarier l'action naturelle en mettant sur la satisfaction des besoins primordiaux du peuple, des impôts qui l'obligent à restreindre sa nourriture et font craindre au père de famille d'avoir une bouche de plus à satisfaire.

C'est d'entretenir des armées innombrables de fonctionnaires, qui, avec les maigres émoluments des places et les nécessités du *decorum*, sont forcément condamnés aux économies, et à la pire de toutes, celle des enfants.

Le jour où nous n'aurons plus d'impôts de consommation, la mortalité s'abaissera et la natalité remontera à 33 0/0, là où elle était sous la Restauration, alors que le fisc laissait encore les Français manger à leur faim et boire à leur soif.

Ce n'est pas tout, comme l'a dit M. Rochard, si l'hygiène ne peut pas forcer à naître, elle peut du moins empêcher de mourir ; si elle est à peu près impuissante pour l'accroissement de la natalité, elle peut pourtant y contribuer en diminuant le nombre des unions stériles. Il y a en France plus de deux millions de familles qui n'ont pas d'enfants ; dans la majorité de ces intérieurs, l'absence d'un héritier cause un chagrin réel et ils préféreraient avoir une nombreuse lignée. C'est à l'hygiène de signaler et d'annuler les causes de cette infécondité involontaire. Cela vaudra mieux que d'appeler égoïstes les époux qui ont des raisons de restreindre leur progéniture et de les pousser à la consommation, au nom du patriotisme, car enfin ils font preuve de sagesse et de prudence.

C'est cette réserve même qui les met au dessus du prolétaire qui sort en état d'ébriété de chez l'empoisonneur du coin, je veux dire le négociant patenté qui vend des liquides qui ressemblent à du vin. Celui-ci ne demande que du plaisir et n'est guère disposé à songer au lendemain. Il n'y a pour lui que l'heure présente ; qu'il s'adresse à sa *légitime* ou à sa *connaissance*, il n'entend pas se gêner. Il n'y a pas de danger qu'il accepte les restrictions volontaires des *aristos*, par crainte de ne pouvoir élever ou doter sa progéniture. L'Assistance publique n'a-t-elle pas l'œil sur lui ? Elle se chargera des enfants, s'il en arrive, et de la mère, si elle est malade. Celle-ci est, en somme, pour lui, une machine à confectionner son pot-au-feu, lorsqu'il a de quoi se l'offrir, ou un grossier instrument de volupté, pour lequel il n'a aucune déférence et dont il se détourne pour retourner au cabaret, dès que son instinct génésique est satisfait.

Etonnez-vous, après cela, des deux cent mille individus inscrits aux bureaux de bienfaisance, des cinq cent mille indigents qu'il faut nourrir et des quarante-quatre mille enfants qu'il faut recueillir et assister.

Il y a des exceptions, c'est certain ; mais, d'une façon générale, plus on descend et moins la plus belle moitié du genre humain est l'égale de l'homme, moins elle est considérée, ménagée, protégée ; moins elle est heureuse. Voilà le plaisir, mesdames, régalez-vous !

Au contraire, en remontant les marches de

l'échelle sociale, l'éducation ennoblit l'homme et relève la femme ; cette dernière cesse d'être une femelle pour devenir une compagne, à laquelle on réclame et on voudrait donner tous les bonheurs humains, y compris une santé parfaite. Le mari l'élève à la dignité de ses sentiments, de ses pensées, et quelquefois le disciple pourrait même donner des leçons à son maître. Il lui communique le plus souvent cette mystérieuse tendresse que Dieu a mise dans le cœur de la femme et l'associe à tous ses actes de charité.

Au fur et à mesure que nous montons plus haut, le mariage devient une association noble, élevée, souriante et digne ; l'union des âmes et des cœurs précède l'union charnelle ; la vierge et la mère nous apparaissent comme auréolées, comme étant vraiment d'ordre divin.

Cela ne veut pas dire qu'on les délaisse comme une statue dans sa niche, et qu'on se contente de leur offrir de platoniques hommages ; la nature est toujours là, avec son but inoubliable qui veut la reproduction de l'espèce ; mais l'amour cesse d'être une grossière prise de possession ; il est entouré de ménagements ; on redoute pour elles le touchant mais lourd fardeau des neuf mois, aussi bien que les dangers de la délivrance et des suites de couches.

On veut la ménager, en se sacrifiant soi-même, au prix d'abstinences parfois bien dures ; on immole à sa santé l'égoïsme des sens qui est la forme la plus impérieuse, la plus indomptable de l'égoïsme humain.

Ce n'est pas tout, on reporte sur le nouveau-né cette sollicitude inquiète ; on rêve pour lui tous les paradis perdus et l'on est disposé à s'effacer, au bénéfice de cette larve d'homme, devant cette incarnation de la vie qui commence, de la race qui se continue, de l'humanité qui marche toujours.

Tout cela est beau et bon, malgré les tirades de Tartufe, dont la pruderie crasseuse ne saurait plus en imposer à personne, malgré la perspective de déchéance nationale dont on nous menace. N'a-t-on pas dit, en effet, que le byzantinisme des sentiments qui préside aux unions infécondes équivalait à une sorte de suicide ?

Cela n'empêche pas qu'en respectant la femme, l'homme fait quelque chose de louable. En se plaçant au point de vue exclusif des intérêts humains, cette femme, dont vous voudriez faire une parturiante annuelle, représente un capital social cent fois plus important que le mioche contaminé, conçu dans l'ivresse, ou n'ayant rien à attendre de sa famille.

Il faut féliciter l'homme bien élevé qui a des égards, même pour la maîtresse qui prend dans sa vie la place du devoir ; il a beau être entraîné par la fougue de la passion, il conserve la préoccupation du sentiment paternel ; c'est même le châtiment des amours partagés, pour les esprits délicats, sans compter le règlement de leurs dérèglements. — Qu'un enfant survienne, on n'est jamais sûr d'en être l'agent responsable. Un point d'interrogation anxieux empêche d'écouter la voix de la nature ou l'étouffe dans un doute, dont il est impossible de sortir.

Populo est plus insouciant ; il se vante même d'avoir laissé partout des traces de sa lubricité et d'avoir mis à mal un nombre incalculable de jouvencelles. Le faubourg a ses Don Juan comme le quartier Saint-Germain, seulement ils sont moins difficiles et surtout dédaignent moins les jeunes filles, ce dernier scrupule de beaucoup de viveurs.

On crie toujours contre la dépravation des classes supérieures ; on leur reproche de détourner les petites ouvrières, les demoiselles de magasin, les filles des concierges de Montmartre et autres lieux, et d'être les agents principaux de la démoralisation universelle. Il importe de rétablir les faits : les filles du peuple sont débauchées par les enfants du peuple ; elles se donnent tout d'abord à leurs pairs. Comme Marie Duplessis, elles gaspillent leur premier printemps, ou leurs premiers printemps, avec d'indignes vauriens, avant de rencontrer l'Armand Duval, qui les relèvera et surtout qui les enrichira. A ce point de vue, les soupirants à grande passion sont moins appréciés que le vieux seigneur Dollar, ou le riche étranger, qui donnent sans compter bijoux, diamants et mobilier, c'est-à-dire les moyens de devenir une étoile dans le ciel de la galanterie. Que de parents, lorsque leur fille a *fauté*, ne lui reprochent qu'une chose, c'est de s'être livrée « à un galopin qui ne lui donne pas un radis » !

Il faut qu'on le sache bien, le fils de famille, le gentleman cossu, séduisent moins qu'ils ne sont séduits ; en prendre un dans ses filets est le rêve de toutes les petites Cardinal et de la plupart des filles nubiles, qui suivent les cours du Conservatoire national de musique et de déclamation. Maman Cardinal est là, du reste, et veille sur le grain, de façon à empêcher le plus possible toute mésalliance. Elle veut que ses chéries songent d'abord au solide, au sérieux, et assurent le repos de ses vieux jours. Fi de l'amour, c'est un sans le sou : vivent le confortable, les bonnes obligations et la caisse d'épargne !

Me voilà loin de mon point de départ ; mais je crois que cette parenthèse n'aura pas été inutile ; elle me permettra de conclure que c'est surtout dans les classes élevées qu'il faut aller chercher les bons exemples. Il y aurait plus d'honnêteté pour les ouvriers à proportionner le nombre de leurs enfants à leurs ressources qu'à favoriser le commerce des layettes. Ils feraient bien d'imiter ceux qu'ils appellent dédaigneusement les bourgeois, en élevant bien leurs enfants (il en naît assez ; il s'agit simplement de les conserver), et en faisant tout leur possible pour leur créer une petite place au soleil social, à l'abri des intempéries de l'existence.

Ça, c'est de la vraie morale, de la bonne ; le reste, c'est de la morale des économistes, qui demandent de la chair à canon, ou sont épris d'un vain rêve de colonisation.

Je préfère, pour mon compte, la qualité à la quantité, et je crois, avec le professeur Hardy, « qu'un jour viendra où les nations européennes renonceront à ces immenses armées permanentes, et où l'influence du nombre ne sera plus aussi puissante qu'aujourd'hui ; on comptera, au contraire, pour quelque chose, l'intelligence, et la France retrouvera sa prospérité.

« Nous ne serons peut-être pas les plus nombreux, mais il faut nous résigner ; tâchons de nous rendre les plus utiles, les plus capables, et si nous réussissons, nous n'aurons pas à nous plaindre. »

FANTAISIE MACABRE

VISION POSTHUME D'UN MÉDECIN AQUATIQUE

Asseyez-vous dans votre stalle... la pièce est en prose... les trois coups sont frappés !

Un soir, au Casino, un de mes confrères, l'air réservé, quoique sa joie intérieure soit incommensurable, annoncera que je suis très malade, maigre comme un vendredi et que si je tiens encore à la vie, elle ne tient plus du tout à moi. Mon âme ne tardera pas à faire banqueroute et à quitter son ulster terrestre, après quelques grimaces et des hoquets malpropres.

Peu après, dans les intervalles du concert (la musique est censée assouplir les mœurs), on m'éreintera sans pitié, car on doit la vérité aux morts. — A la restauration, le loustic de la bande excitera la gaieté générale en déclarant que j'avais autant de savoir que de savoir-faire.

Les roquets critiqueurs lèveront successivement la patte sur mon passé, qui sera impitoyablement submergé sous ce déluge d'eau tiède.

Un journaliste me consacrera peut-être un article nécrologique; les variations flatteuses seront compensées par quelque gros pavé, capable de m'assommer une seconde fois, si les rivalités professionnelles ne s'étaient déjà chargées de cette besogne.

S'il se trouve quelqu'un pour prononcer un discours sur ma tombe, non pas pour faire mon éloge, mais pour ne pas perdre l'occasion de se mettre en vedette, les auditeurs seront furieux, en songeant à la côtelette qui les attend et qui sera trop cuite.

Ils n'auront pas failli attendre, comme Louis XIV, ils auront attendu. — Aussi, en revenant du cimetière, alors même que j'aurais vécu (ce qui n'est pas) comme un petit saint Antoine, — cochon à part bien entendu, — on cassera de nouveau du sucre sur ma pauvre tête. — Les faits les plus insignifiants de mon existence seront dénaturés ou vilipendés.

On trouvera qu'il y avait une dureté cachée sous mon sourire, une secrète malveillance dans mon regard, une griffe acérée sous ma politesse,

un scapel derrière mes observations, du venin
dans mes propos, de la hauteur dans ma réserve.
Le peu de bien que j'aurai pu faire sera attribué
à des mobiles intéressés, à la fatuité méridio-
nale qui perd ses plumes en voulant les étaler.

S'il se rencontre quelque personne que j'aurai sauvée jadis, ayant l'âme assez reconnaissante
pour oser présenter quelques objections et payer
un modeste tribut de regret à ma mémoire, sa
voix sera aussitôt étouffée.

Et l'on recommencera à me donner au diable,
avec l'arrière-pensée de ne pas lui faire un
fameux cadeau.

Ma famille, malgré mes recommandations de
simplicité, ne négligera rien pour que la galerie
trouve que mes funérailles ont été très convenables ; le ban et l'arrière-ban des chantres na-
sillards sera convoqué ; mais on soldera en maugréant la note à payer, car ça coûte fort cher
pour se faire enterrer proprement.

La parenté féminine sera très contrariée
d'avoir à porter des toilettes de deuil, qui ne
sont pas... avantageuses.

Précisément, plusieurs de ces dames comp-
taient exciter violemment la jalousie de leurs

connaissances en exhibant des chapeaux ou des robes à sensation.

Ce qu'elles me trouveront de vices, de travers, est innombrable ; cela se conçoit, et je leur pardonne d'avance.

— Vous savez, diront mes amis les plus intimes, en s'abordant, ce pauvre chose, machin, de X..., est mort.

On ne tardera pas à retrouver, non coupés, sur les quais, les livres que je leur ai offerts autrefois, avec les dédicaces les plus chaudes : « A mon très cher... », « A mon vieux camarade... son tout dévoué, etc. »

Les plus prudents en auront fait des cocottes en papier, lesquelles sont, d'ailleurs, plus inoffensives que les autres.

Un médecin, installé depuis peu, avec l'espoir d'hériter de ma clientèle, ne tardera pas à publier un opuscule, dans lequel il me pillera, me reproduira en dilution, sans même me citer. Si on lui fait remarquer son plagiat, il m'accusera d'en avoir fait autant pour mes prédécesseurs.

Comme j'ai toujours recommandé la concorde

et les concessions, on m'en accordera enfin une,
la première, à perpétuité.

L'oubli éternel m'enveloppera au bout de
quelques années et la pluie effacera jusqu'au
nom modeste, gravé sur ma pierre tombale.

. . . .

Assez de verbiage... Je détèle, après m'être
aperçu trop tard de ma simplicité ; j'ai agi comme
tous les naïfs qui font des confidences et racon-
tent leurs rancœurs, en croyant que ça intéresse
les autres. — Je ne recommencerai plus.

LE CORPS HUMAIN

DESCRIPTION FANTAISISTE

Rien n'est plus chaste que le nu, enseigne-t-on à l'Ecole des beaux-arts et ailleurs. Qu'il me soit donc permis de faire la contre-partie de ce que fit Sem en jetant un manteau sur son père, et de déshabiller complètement le triste roi de la création, ce gorille perfectionné, civilisé, qui renie ses aînés, les grands quadrumanes d'autrefois. Ce sont des parents pauvres, dont on peut rougir, mais qu'il n'est pas permis de désavouer.

Il est d'ailleurs singulier qu'ayant à choisir, au point de vue de l'origine humaine, entre un singe et un kilo de limon, on donne la préférence à l'ordure !

Ainsi, s'écrie un lecteur pudibond, en détournant la tête, vous allez enlever ses voiles, même à la femme... à la femme qui... à la femme que... Oui, confrère, je l'oserai ; mais ne rougissez pas d'avance, car le corps futé et linéaire de la femme moderne, dépouillé de ses falbalas trompeurs, n'est guère tentant. Il n'y a que la peinture et la sculpture qui, au point de vue féminin, puissent nous donner une idée supérieure de la beauté plastique.

Prenons donc sans crainte le bonhomme Auzoux et démontons-le pièce par pièce.

La tête. — C'est la boîte qui renferme l'encéphale ; c'est le siège de la pensée, de l'intelligence, de l'âme, au sens philosophique du mot. Je suis toujours porté à sourire, lorsque je lis dans les statistiques que telle commune est composée de deux, de trois mille âmes. C'est rudement s'engager !

Le cerveau m'a toujours produit l'effet d'une sorte de cirque, dont la piste est parcourue sans trêve par un cheval enfermé. Il faut tourner, tourner toujours, par les mêmes idées, les mêmes plaisanteries, les mêmes habitudes, les mêmes croyances et les mêmes écœurements.

Le front. — C'est le rendez-vous de prédilection des rides, c'est-à-dire de l'usure ineffaçable des ans. Elle nous donnent la révélation de la fuite formidable des heures, du défilé pressé des minutes, lesquelles grignotent peu à peu l'être humain.

Les jolies femmes ont bien raison de redouter la décadence de leur chair, qui se fane et se ronge si vite, qui tourne au rouge ou au jaune, bile ou couperose. On conçoit que la pensée de cette friperie tégumentaire leur occasionne une sensation imperceptible, comme celle du froid ou d'un mal dévorant qui ne pardonne pas.

Les yeux. — Il y en a qui reflètent les teintes les plus azurées du firmament; il y en a un plus grand nombre encore qui ne reflètent rien du tout. Les plus beaux yeux ne peuvent se passer de la pensée ; comme les étoiles, ce sont des mondes qui veulent être habités.

Quel que soit l'extérieur de l'homme, dans bien des cas, la belle vivacité de son regard suffit pour déceler sa culture intellectuelle. Beaucoup de dames, petites et grandes, à la prunelle étincelante, ne tiennent pas du tout à fournir pareille preuve ; elles décochent des œillades de Tolède pour faire entendre tout autre chose.

Les aveugles ont certainement un triste sort et méritent notre compassion ; mais on les plaindrait moins, si on songeait à toutes les laideurs, à toutes les monstruosités qu'ils ne voient pas.

Le nez. — Quelle variété ! Depuis le nez retroussé, inquisiteur, provocant de la soubrette, jusqu'au nez majestueux des Bourbons. Les expressions manquent pour parler de celui de feu Hyacinthe.

Son propriétaire aurait dû être singulièrement enclin à la luxure, si l'on s'en rapportait au dicton populaire.

C'est peut-être pour ce motif que les matrones romaines favorisaient les gladiateurs, qui combattaient dans le cirque, en proportion de la grandeur de leur nez ; l'exemple, il est vrai, venait d'en haut, puisque la chronique de l'Olympe voulait que Vénus eût épousé Vulcain en partie à cause de son grand nez, et Vénus devait s'y connaître !

Sans remonter au déluge pour rechercher l'influence des nez sur les institutions sociales, on peut s'arrêter à la remarque de Pascal, qui prétend que « le nez de Cléopâtre, s'il eust esté plus court, toute la face de la terre auroit changé » ; mais il paraît qu'elle a changé tout de même, car, actuellement, on n'apprécie plus la longueur du nez chez la femme autant que parurent le faire Antoine et César.

Dites-moi quel nez vous avez et je vous dirai qui vous êtes. Je conclus que vous êtes un goutteux, que la mort seule mettra à la diète, en voyant vos narines sensuelles humer avec volupté l'arôme de cette gangrène embaumée, que développe la truffe, chez les dindes qui mûrissent à la devanture de Chevet.

Cette trogne enluminée, dont le porteur a toujours mieux aimé sabler les crûs de la Bourgogne et de la Champagne que ceux de Pullna ou de Montmirail, dénonce ses relations avec Bacchus et Vénus.

La bouche. — C'est une des portes d'entrée de l'amour. Pour cela, elle doit être petite, bien fortifiée, éclairée de jolies quenottes et ne pas exhaler des zéphirs empruntés aux égoûts de la capitale.

La langue, de son côté, doit être rose, comme le boudoir au plafond grenat qui l'abrite. C'est

la bouche qui fait commettre à tant de gens
d'église le péché de la gourmandise, cette passion
suprême qui ferme la porte à toutes les autres.
C'est la seule anse, par laquelle on puisse prendre bien des hommes, après la cinquantaine ;
ils redeviennent enfants et par conséquent sensibles aux plaisirs de la table.

Les oreilles. — Pour quelques-unes qui ressemblent à de mignons coquillages roses, et
auxquelles les diamants ne pourraient rien
ajouter, que d'autres, massives et rougeaudes,
rappellent celles de maître Aliboron.

Les oreilles devraient être plus longues en
province qu'ailleurs, tant on les fait travailler ;
elles sont continuellement occupées à recueillir
des potins, ces champignons vénéneux qui
poussent si vite, et à écouter les moindres bruits
venus du dehors.

« L'oreille, qui nous fait communiquer avec
nos semblables, a dit Guy de Maupassant, nous
a permis encore d'inventer la musique, de créer
du rêve, du bonheur, de l'infini et même du
plaisir physique avec des sons ».

Le cou. — Ce support de la tête fait songer

tantôt à la tige d'un bilboquet, tantôt à l'encolure puissante du taureau.

Il y a des femmes, dont le cou, d'une chaude blancheur, appelle les colliers de perles et les lèvres. La nuque surtout, lorsqu'elle est bien agrémentée et baissée modestement, semble dire : « Monsieur, regardez donc la jolie place pour un baiser ! »

Les épaules. — C'est pour les montrer que les femmes mûres vont au bal et en donnent. C'est leur dernier orgueil. Aussi elles font avec libéralité, à perte de vue, les honneurs de leur corsage.

La main. — Gentil petit membre, intelligent et adroit, qui exécute tout ce qu'on veut : des livres, de la dentelle, des maisons, des pyramides, la tour Eiffel, de la pâtisserie ou des caresses, ce qui est encore sa meilleure besogne.

La poitrine. — Cette région demande à être fortement accidentée.

Dans un ménage, il faut que l'épouse soit ferme et que le mari ait de la fermeté. Malheureusement, le coton constitue trop souvent une seconde nature, et les corsets sont des digues que l'on oppose généralement à des marées basses.

Lorsqu'on songe aux mille désirs qui ont frissonné autour de certaines gorges parisiennes, dont pas une ride n'a fêlé le marbre blanc, on se demande de quelle argile la nature a dû les pétrir, pour qu'elles ne soient pas rongées et émiettées.

Le thorax. — Il est surtout constitué par les côtes. C'est avec l'une d'elles, nous enseignait-on dans notre enfance, qu'Ève fut formée. On peut dire que c'est une côte sur laquelle il y a eu bien des naufrages !

Le dos. — Sa souplesse serpentine explique les courbettes des solliciteurs et la platitude des valets.

Les deux femmes couchées, de Henner et de Baudry, qui étaient à l'Exposition, ont montré la beauté des lignes de cette région.

L'abdomen. — Théophile Gautier avait une grande admiration pour les ventres jeunes, rebondis et luisants, dont le nombril représen-

tait, à ses yeux, une sorte de camée finement
sculpté.

Mais que dire du gros ventre de Falstaff, de
celui des Bouddahs impotents, de la flaccidité
et des plicatures massives des polysarciques et
de certaines femmes de quarante ans. En présence de ces étages chancelants de tissus adipeux,
on sent que l'on approche des basses régions
de l'animalité : quelle déchéance !

La région fessière. — Elle constitue une sorte
de visage, aux joues rebondies, dont l'expression
est tout à fait variable. Les moindres allusions
concernant ces parages montagneux ont le don
d'exciter la gaieté des notaires et des auvergnats
égrillards. Les enfants eux-mêmes, les innocents, ne peuvent entrevoir une circonférence
ou une pleine lune, sans avoir envie d'éclater !

Armand Sylvestre et les Hottentots trouvent
que ces hémisphères possèdent un genre de
beauté fort capiteuse : tous les goûts sont dans la
nature !

Le sexe. — Comment ne pas s'étonner de son
siège, à proximité des réservoirs les plus malpropres de l'économie ?

On comprend presque que le roi de Bavière, dit le roi-vierge, qu'une circonstance fortuite avait rendu témoin, à seize ans, de l'accouplement de deux personnes de son entourage, ait été écœuré et n'ait jamais consenti à mettre ses lèvres à la coupe de volupté !

Schopenhauer considère comme des traîtres et des imprudents ces deux amants, dont les regards se croisent pleins de désirs, et qui attendent que la nuit ait étendu ses grandes ailes noires sur les misères des autres humains, pour dormir cœur à cœur. Ils contribuent avec une effrayante inconscience à perpétuer toutes les infirmités et les tourments de l'existence.

D'après le grand pessimiste, la nature use de stratagèmes pour atteindre son but et nous pousser à créer un être nouveau. L'individu voit son propre bonheur dans ce qui n'est, en réalité, que le bien de l'espèce. Aussi, tout amant, le grand œuvre de la nature accompli, se trouve mystifié ; car l'illusion qui le rendait dupe de l'espèce s'est évanouie.

Bah !... l'amour est encore le miel le plus doux que puisse effleurer une lèvre humaine, et il faudra toujours en revenir au mot de lord

Byron : « Plus je vois les hommes, moins je les aime ; je voudrais bien pouvoir en dire autant des femmes ! »

La jambe. — C'est le support élégant et mobile du reste de l'édifice. Je ne parle pas, bien entendu, de ces poteaux informes et variqueux, qui n'offrent plus aucun caractère harmonieux. Rien de plus joli, au contraire, que des mollets bien cambrés, ces bavards qui disent les secrets du reste et l'inconnu de la dernière agrafe.

Conclusion. — Pour l'homme, comme pour la femme, le corps n'est heureusement pas ce qu'il y a de plus attirant. C'est si vrai qu'une demi-beauté *vivante* nous paraît préférable à l'entière beauté *passive*. La physionomie, le charme de la Parisienne, la font préférer à ces radieuses Orientales, aux traits impeccables, qui produisent, à peu de chose près, l'effet de superbes animaux, d'une sorte de bétail humain. — Nous lui accordons même la liberté de n'être pas sans défauts. — Par ses manières, son langage, la finesse ou la caresse de son regard, par l'harmonie qui est en elle, par le je ne sais quoi enfin qui fait les vraies dominatrices, elle a sur nous vingt fois plus de puissance que ne lui en donnerait la pureté des lignes.

En fin de compte, la beauté du corps unie à celle de l'esprit, avec ses raffinements aristocratiques, exercera sans cesse un attrait puissant sur nos nerfs plébéiens !

LA VIRILITÉ DES DIABÉTIQUES

J'ai vu un camée antique, où l'homme, placé entre la raison et un phallus, se tourne avec complaisance vers ce dernier.

L'artiste a voulu désigner ainsi la toute puissance de la passion sur les résolutions masculines. Par sa constitution, par son éducation, l'homme est bien plus exposé que la femme à devenir le jouet de ses sens. Il contracte de bonne heure de perverses habitudes, pour peu surtout qu'il ait de mauvais exemples sous les yeux. Certains pensionnats sont déplorables à ce point de vue ; les aînés s'empressent d'instruire les plus jeunes, et, les jours de sortie, ils les conduisent avec orgueil dans les brasseries que vous savez, partout où Vénus pontifie... dans les prix doux.

J'ai soigné plusieurs centaines de diabétiques, depuis 18 ans, et un certain nombre d'entre eux font remonter, avec quelque vraisemblance, leur maladie actuelle, aux mauvaises habitudes qu'ils avaient contractées de fort bonne heure. C'est une sorte d'engrenage, qui broie l'espèce humaine sans pitié ; on commence par approcher les lèvres, on y met le petit doigt et le corps y passe tout entier. La pente est si glissante, qu'il est bien difficile à des gamins qui ont commencé à mal se conduire vers 10 à 12 ans, de ne pas gaspiller plus tard leur vingtième année dans des saturnales ruineuses pour leur santé et pour leur bourse. Leur système nerveux n'étant pas assez fort pour résister à de pareils ébranlements, ils expient cruellement, à l'âge adulte, leurs excès prématurés. La nature semble se venger d'avoir été violentée trop tôt. Chez beaucoup de diabétiques, l'extinction précoce de la virilité est la règle. C'est même un signe qui fait parfois découvrir la maladie, car des sujets vigoureux, capables préalablement de renouveler ou de doubler les sept travaux d'Hercule, dans la semaine, deviennent tout à coup muets, alors que leurs voisins, de la même génération, restent fort loquaces !

Admettons que les fâcheuses dispositions que je signale ne soient qu'un des rares facteurs du diabète. On ne les retrouve pas, en effet, d'une façon régulière, comme antécédent de cet état pathologique, lequel ne représente pas un tout homogène, constamment identique, car la glycosurie n'est qu'un symptôme commun à diverses maladies ; mais, enfin, il suffit que l'onanisme ait pu ne pas être étranger aux accidents métiluriques, pour que la crainte salutaire d'être exposé plus tard à pareille infirmité vienne s'ajouter aux considérations morales, qui font prêcher la sagesse aux jeunes gens. Je suis convaincu que l'habitude du plaisir précoce et continu a pour résultat « de rompre en nous, de dissoudre cette sève de notre être qui crée l'idéal ».

On ne saurait trop mettre les générations modernes, qui représentent l'espoir de notre race, à l'abri des sollicitations capables de perdre ou de compromettre leur avenir. Que d'intelligences flétries de bonne heure, par suite de la promiscuité des Mazas universitaires, qui auraient pu fournir une brillante carrière !

La décrépitude anormale que je viens de signaler, bien que méritée parfois, s'accompagne, on le comprend, de regrets amers ; elle est le prétexte de querelles conjugales et de jalousies rétrospectives. La décadence, sans être irrémédiable, est souvent persistante. A la suite d'un traitement général, on peut constater une sorte de réveil génésique, mais la moindre rechute suffit pour faire retomber les plus favorisés.

Quelques diabétiques échappent cependant à ces déconvenues.

Comme feu Guizot, qui, jusqu'à la dernière heure, monta à la tribune avec une ardeur restée légendaire, ils conservent leur verdeur et leur éloquence. Orateurs d'un autre genre, fort appréciés également, ils restent capables de prononcer plusieurs discours d'un vendredi à l'autre, ce jour étant plus spécialement consacré à la divinité que l'on fêtait à Amathonte et autres lieux.

Un diabétique, âgé de 42 ans, m'a affirmé qu'il s'était arrangé pour passer une nuit avec sa maîtresse, tous les deux jours, et qu'il lui prouvait chaque fois sa tendresse, matin et soir. Il prétendait même que cela ne lui suffisait pas. Évidemment cet appétit anormal devait retentir sur son système nerveux et contribuer à perpétuer sa glycosurie.

Un autre diabétique, un adulte, qui avait vu fleurir cinquante fois l'aubépine, et avait un

talent spécial pour se teindre, se cirer, se salir,
m'a raconté avec une certaine fierté, comme s'il
s'agissait de quelque chose de très fin, de très
habile, qu'à l'instar de Louis XV il n'aimait pas les
amours de passage, qui ne faisaient que distraire
ses sens, sans satisfaire l'homme d'habitude
qui était en lui. Aussi, pour ne pas avoir à
courir en ville et s'exposer au danger, ce libertin
monogame prenait à son service de plantureuses
demoiselles de compagnie, auxquelles il jetait
régulièrement le mouchoir : elles y passent
toutes, au bout de quelques jours, avouait-il
cyniquement : les nœuds alsaciens, les cornettes
bretonnes, les Flamandes, les Picardes, et même
les rosières. C'est par souci de sa santé, préoccupé de la fréquence de ses caprices et de la
rapidité de ses ruptures, qu'il fut surtout amené
à me faire cette confidence sur ses liaisons
ancillaires. Comme sa dernière conquête allait
se marier (il les dote, dès qu'il en a assez), il
craignait que le changement de plat ne fût
l'occasion de fringales excessives et il désirait
savoir s'il pouvait satisfaire sa gourmandise
avec impunité.

La facilité de pareils aveux m'a toujours

surpris, mais j'arrive à un âge où l'on ne s'étonne plus de rien. En présence de certains vices, en face d'une cécité morale extraordinaire, on ressent, non de la colère, mais une immense pitié. En entrevoyant les secrets, dissimulés sous les replis les plus ténébreux du cœur humain, on est moins porté à mépriser ses semblables qu'à les plaindre souverainement.

Je pourrais citer d'autres observations, de même ordre, mais il faut les classer parmi les exceptions.

Lorsqu'on n'a pas été sobre au festin des caresses, lorsqu'on met les bouchées doubles, on finit tôt ou tard par avoir une indigestion. Quelques estomacs robustes peuvent résister à un régime trop copieux, trop épicé, mais la généralité en est victime et arrive à la nausée.

Je ne terminerai pas sans déclarer qu'en soulevant certains voiles, je savais que je ne serais lu que par des confrères, qui connaissent les faiblesses humaines et savent les côtoyer, sans en être éclaboussés. Je crois, d'ailleurs, avec l'auteur des Diaboliques, « que les peintres peuvent tout peindre et que leur peinture est toujours assez morale, quand elle donne l'horreur des choses qu'elle retrace ! »

L'EAU FILTRÉE

DANS LES RESTAURANTS

Je ne crois pas être téméraire en annonçant qu'il se passera encore plusieurs années, avant l'adduction des eaux de l'Avre, de Verneuil et de la Vigne à Paris ; il n'y a plus d'illusions à avoir sur l'activité administrative, même lorsqu'il s'agit de résoudre promptement un problème vital de premier ordre. M. Ollivier a eu beau démontrer à plusieurs reprises comment l'eau de Seine sème la fièvre typhoïde, la population continuera à être décimée comme par le passé, et, avec le système de distribution de l'eau, qui permet des mélanges inqualifiables, personne ne peut se considérer comme n'étant pas en danger.

On conçoit presque que quelques Parisiens, ayant l'instinct de la conservation développé, aient renoncé complètement à s'abreuver aux réservoirs publics et ne boivent que des eaux minérales de table, de l'eau bouillie ou filtrée. Il n'est pas donné, malheureusement, à tout le monde d'en faire autant, mais, puisque nous ne devons guère compter sur les pouvoirs publics, chacun doit y suppléer dans la mesure de ses moyens.

Ce serait peu de s'entourer de précautions chez soi, d'installer dans son *home* les appareils filtreurs les plus perfectionnés, si, à chaque repas pris au dehors, au cercle ou dans les principaux restaurants, on était exposé à absorber des microbes pathogènes. Ils sont, en effet, d'autant plus redoutables, qu'on y est moins habitué. C'est si vrai que ce sont les nouveaux venus dans Paris, les campagnards, qui buvaient de l'eau pure et respiraient dans un milieu sain, qui sont le plus vite empoisonnés par l'air municipal, par l'eau municipale, par les émanations fétides des égoûts, par toutes les choses inommables, sophistiquées et chargées de ptomaïnes, que nous mangeons et que nous buvons.

Au bout d'un certain temps, on arrive à se blinder, dans une certaine mesure, contre ces infiniment petits, contre ces ennemis du dedans, à la façon de Mithridate, qui, par des précautions préventives, était devenu insensible aux poisons ; mais les sujets vierges, non encore vaccinés, offrent un terrain de culture fort propice à l'ensemencement de tous les vibrions, de tous les bacilles, qui nous entourent.

Donc, un homme prudent, qui a des raisons de tenir à l'existence et ne veut perdre cette habitude que le plus tard possible, devra s'assurer qu'il peut s'asseoir sans crainte à la plupart des tables où il est convié. Je ne vise pas les maisons particulières, mais les établissements publics qui pullulent dans Paris. Or, je me suis assuré que l'eau filtrée est une chose inconnue dans beaucoup de restaurants, même les plus recommandables, ceux qui ont leur enseigne sur les grands boulevards. A plus forte raison doit-il en être ainsi ailleurs.

J'ai été plus qu'étonné de cette incurie, de cette anomalie, à laquelle il serait facile de remédier sans trop de frais. Le désir de vendre quelques bouteilles d'eau minérale ne peut entrer en balance avec les inconvénients qui peuvent résulter pour les clients de cet état de choses. Après tout, que les gargotiers fassent payer l'eau filtrée à ceux qui en désirent absolument ;

mais qu'ils fournissent au moins la preuve qu'ils sont outillés à ce point de vue et que leurs appareils fonctionnent bien.

Je suis sûr que ce serait un moyen d'attirer le public, que de lui donner des assurances formelles à ce sujet. Une affiche extérieure prévenant le passant de cette précaution serait apte à inspirer toute confiance ; celui-ci se hâterait de conclure que le même souci hygiénique doit présider à la confection de la cuisine, à l'élaboration des roux et des sauces, que des Locustes en tablier blanc combinent dans les sous-sols.

Les réunions médicales, se traduisant par des banquets réguliers, sont nombreuses à Paris ; nos confrères peuvent beaucoup pour obtenir la réalisation de la réforme que je réclame. Qu'ils insistent, chaque fois, auprès des hôteliers, pour avoir de l'eau filtrée, qu'ils appellent leur attention sur ces *desiderata*, et peu à peu les plus intelligents, ceux qui tiennent à garnir leur sacoche, ne tarderont pas à se mettre en règle. Ils trouveront des imitateurs et, du haut en bas de l'échelle, ce sera une émulation salutaire, dont nous profiterons encore plus que les marchands de robinets.

On devrait aussi avoir de l'eau filtrée dans la plupart des pensionnats des deux sexes ; mais c'est un progrès qui n'a pas semblé, jusqu'ici, d'une nécessité pressante, aux directeurs et aux directrices. Ils ne sont pas dans le mouvement, voilà tout.

Ce que je viens de dire de la nécessité d'avoir une eau filtrée, aussi irréprochable que possible, doit également s'appliquer aux siphons que l'on charge d'acide carbonique, d'oxygène, etc., dont beaucoup de Parisiens usent à tort, du reste, d'une façon à peu près continuelle.

La glace à rafraîchir elle-même offrirait plus de garanties d'innocuité, si elle était obtenue avec de l'eau bien pure.

C'est dire qu'il faut condamner, de la façon la plus formelle, pour l'usage interne, la glace recueillie sur la Seine ou dans des ruisseaux contaminés. Pourtant on a pu voir, en décembre 1889, les employés des glacières de Saint-Denis, enlever la glace sur l'étang de la Briche, dont l'état d'infection est tel que les riverains ont dû déménager. Il reçoit les eaux provenant d'une usine où s'opère l'épuration des alcools au moyen des hydrocarbures et les émanations qui s'en dégagent ont donné lieu à de nombreuses plaintes.

Le comité d'hygiène s'est ému d'une pareille incurie et il est bien extraordinaire que dans une ville civilisée, importante, à proximité de Paris, on puisse constater des pratiques aussi funestes. Car enfin il est démontré que beaucoup de germes putrides et de ptomaïnes conservent leur virulence et leur activité, même après la congélation du liquide qui les renferme. On conçoit combien une pareille notion doit rendre réservé et prudent.

A la Société de médecine des hôpitaux, plusieurs médecins, entre autres M. Chantemesse, ont montré les rapports de la fièvre typhoïde avec l'eau d'alimentation. L'influence typhogène de l'eau de la Seine ressort très nettement du tableau qui suit des entrées par fièvre typhoïde, dans les hôpitaux.

A la fin d'octobre 1889 survient la rupture d'une conduite. Du 31 octobre au 3 novembre, l'eau de Seine est substituée à l'eau de Vanne dans toute la ville. Et alors on a :

Du 27 octobre au 2 novembre, 36 entrées ;

Du 3 novembre au 9 novembre, 40 entrées ;

Du 10 novembre au 16 novembre, 95 entrées ;

Du 17 novembre au 23 novembre, 77 entrées ;

Du 24 novembre au 30 novembre, 185 entrées ;

Du 1ᵉʳ décembre au 7 décembre, 189 entrées.

Il y a même lieu de s'étonner de la grande vulnérabilité, dont témoigne la population Parisienne, qui devrait pourtant posséder une certaine dose d'immunité, chaque fois qu'on lui donne de l'eau de rivière.

A la Société d'hygiène publique, dans la séance du 27 décembre 1889, M. Schneider a montré, chiffres en main, la diminution progressive de la fièvre typhoïde, dans la garnison de Paris, depuis qu'on a amélioré les conditions hygiéniques des troupes et, surtout, depuis que les soldats ont à leur portée et en abondance de l'eau de source irréprochable.

Ce qui le démontre, dit-il, c'est que toutes les fois que l'on a substitué l'eau de rivière à l'eau de source, il y a eu invariablement, trois semaines plus tard environ, une recrudescence ou une apparition de la fièvre typhoïde chez les troupes.

C'est ainsi que, par des observations soigneusement recueillies au Ministère de la guerre, la direction du service de santé a été inévitablement amenée à attribuer 75 cas de fièvre typhoïde et 8 décès pendant le troisième trimestre de 1889 à cette substitution.

Est-ce à dire que la souillure des eaux potables constitue l'unique cause de l'entretien de la fièvre typhoïde dans les grandes agglomérations, et que le seul effort de la prophylaxie doive consister à faire distribuer des eaux de boisson absolument pures ? Sans doute, l'eau est le véhicule le plus ordinaire, le plus important peut-être, le plus redoutable assurément du germe typhique ; mais personne, même parmi les partisans les plus résolus de la propagation de la maladie par les eaux potables, n'a songé à soutenir que cette condition étiologique suffisait à expliquer tous les cas de dothiénentérie. On admet et l'on sait, au contraire, que l'agent pathogène peut et doit résider en des milieux différents, où nous risquons de le puiser par des procédés multiples.

Raison de plus pour chercher à s'en garantir, là où l'on sait qu'il existe !

LES CONFINS DE LA FOLIE

> Un mal qui répand la terreur,
> Mal que le ciel en sa fureur
> Inventa pour punir les crimes de la terre !

On a dit, depuis longtemps, que dans le coin de tout cerveau dort la folie (il s'agit de ne pas la réveiller), que les maisons d'aliénés ne sont qu'un trompe-l'œil, qu'on n'y enferme un certain nombre de personnes, qui sont censées avoir plus manifestement perdu la raison, que pour faire croire que les autres jouissent de la plénitude de leurs facultés.

La boutade est originale et fausse comme la plupart des boutades.

Cependant il faut le reconnaître, il y a un peu de feu, sous ce panache de fumée, je veux dire une part de vérité sous ce paradoxe.

Chacun aujourd'hui se reconnaît névropathe ; c'est la mode, c'est presque un titre d'honneur. Tout livre, comme celui du docteur Monin, qui traite des *Misères nerveuses*, est fort recherché ; les intéressés veulent se contempler dans ce miroir.

N'est-ce pas un signe des temps, une des conséquences de cette démence latente, que l'on prétend être presque universelle ?

Pour le public, d'ailleurs, la folie qu'on lui présente ne répond presque jamais au portrait qu'il s'en est tracé. L'apparente lucidité de quelques internés en impose même aux gens les plus éclairés :

« C'est toujours un grand étonnement mêlé de désillusion, écrit le docteur Cullerre (*Les frontières de la folie*, 1888. J.-B. Baillière), que ressentent les gens du monde, après une visite à une maison d'aliénés : où sont les fous ? semblent-ils se dire, tant ils s'imaginent que chaque habitant de ce séjour doit porter sur lui l'empreinte de la folie, et que le seuil de l'asile est la limite réelle, tangible, de la raison et de la déraison. — Ils en sont encore aux fous de la légende, que leurs lectures leur font entrevoir échevelés et grimaçants, à travers les barreaux d'un cabanon, dans un lointain ténébreux et horrible. Ils ne se doutent pas des mille et un aspects que peuvent revêtir les troubles de l'esprit. Là où il n'y a qu'une ligne imperceptible aux yeux les plus exercés, ils s'imaginent voir un fossé profond. Ils bondissent d'indignation à la pensée que la science, qui pourtant ne saurait profaner ce qu'elle touche, se croit en état de mesurer la part de folie qui peut se trouver mêlée à la sagesse d'un Socrate, ou au génie d'un Pascal. »

Il est certain que tel individu, d'ailleurs correct sous tous les autres rapports, de mœurs irréprochables, d'une conduite régulière, aux penchants et aux sentiments des mieux pondérés, offre, suivant une expression imagée, de véritables trous dans son territoire intellectuel : — Chez lui, d'après M. Magnan, les centres de perception sont inégalement impressionnables, inégalement aptes à recueillir toutes les empreintes que doivent y laisser les sensations. Il y a désharmonie, défaut d'équilibre, c'est-à-dire signe de dégénérescence.

M. Maxime du Camp vient de nous apprendre la terrible maladie qui frappa Flaubert, et on peut, sans irrévérence, établir un rapport entre l'épilepsie et le tempérament artistique du romancier.

Grâce à cette lumière nouvelle, Flaubert s'explique mieux ; cela le justifie et le rend plus sympathique.

Sa tendresse pour les choses tristes et décousues, on en sait l'origine maintenant. On est en présence d'un génie malade, incomplet, dont la force florissante est sujette à des coups de folie : « Je veux, dit-il, qu'il y ait une amertume à tout, un éternel coup de sifflet au milieu de nos triomphes, et que la désolation même soit dans l'enthousiasme. Cela me rappelle Jaffa, où, en entrant, je humais à la fois l'odeur des citronniers et celle des cadavres. »

Cette phrase est bien en rapport avec l'esprit d'antithèse qui le dominait ; elle représente la synthèse de sa vie.

Certes, la société a raison de prendre des mesures préventives contre les diverses vésanies, contre la déséquilibration des dégénérés, contre les épileptiques au délire inconscient, contre certains alcooliques, certains paralytiques généraux, etc., etc., mais à côté de ces délirants chroniques, qui semblent porter le poids de quelque malédiction, que de sujets mal pondérés, sans trouble mental caractérisé, qui ne sont pas,

à proprement parler, dangereux pour leurs semblables et que l'on n'interne pas, mais qui sont
pourtant affligés d'une fêlure cérébrale.

Cette lézarde se traduit par des excentricités
de tout ordre, par des idées obsédantes, versa-
tiles, de lugubres hantises, par la désharmonie
du moral et du caractère ; en un mot, par des
psychoses polymorphes, aussi imprévues qu'invraisemblables.

On connaît l'histoire de ce lord anglais, qui
se croit périodiquement en état de grossesse et
se prête très sérieusement au simulacre d'un
accouchement, dans les délais voulus. Il adopte
chaque fois un enfant du voisinage et assure
généreusement son avenir. Ce dernier trait
répare un peu l'insanité de cette conception
fantaisiste et forcément immaculée.

J'ai récemment lu l'histoire d'un richissime
personnage, porteur d'un des beaux noms de
l'armorial de France, qui ne pouvait se dispenser
de tambouriner sur les vitrages de son somp-
tueux hôtel. Lorsqu'on lui faisait remarquer que
c'était une bien ridicule façon de passer le
temps, il demandait doucement, avec une ingé-
nuité enfantine : « Eh bien ! alors, que faut-il

faire ? » Il obéissait à tout ce qu'on lui disait, mais, immédiatement après, il tambourinait de nouveau, jamais las, jamais rassasié de ce bruit énervant, qui, avec les années, a rendu fous ceux qui l'entouraient.

On peut dire sans exagération qu'un vent d'insanité a soufflé sur notre génération. Pour étudier ce cas pathologique dans son lieu d'élection, il n'y a qu'à ouvrir les yeux et à regarder ce qui se passe dans Paris même, la Byzance moderne, qu'à soulever les jupes de l'ensorcelante courtisane, la jeter pantelante et nue sous la loupe (le microscope n'est pas nécessaire), sonder son océan de fange, et porter la lanterne dans les bas-fonds où elle se vautre, ainsi qu'une bête luxurieuse !

Oui, sous son insouciance, sous sa joie apparente, se dissimulent des plaies hideuses, qui sont autant de germes mortels : « Tout s'achète, tout se vend, tout se vole, écrit Maizeroy. Les consciences se livrent à la criée. C'est une fièvre folle, une tramontane qui rue les mâles et les femelles à l'assaut du veau d'or. Le cabot et le larbin mènent la chasse, dominent la cohue houleuse de leurs blafardes têtes glabres. Le monde s'encanaille ou se prostitue. Il n'y a pas quatre ménages vraiment heureux, vraiment unis, de l'Arc-de-Triomphe à la Bastille. Les jeunes gens grelottent sur leurs jambes flasques, ont le crâne aussi vide qu'un grelot sans sonnaille. Les mariages se traitent comme des affaires de Bourse. Les femmes se refusent à porter le fardeau pesant de la maternité, s'illusionnent en des accouplements monstrueux, jouent à l'homme, s'isolent dans leur perversité savante. »

C'est la fin lamentable et veule qui attriste, qui dégoûte. Et l'on rêve malgré soi, au milieu de ce fumier, quelque tourmente formidable ; l'on attend quelque invasion de barbares, qui nettoieront les beaux hôtels, qui meurtriront de leurs caresses farouches les frêles poupées parisiennes, les amies détraquées et les benoîtons inutiles !

Il est certain, pour ne parler que de ce point, que la plupart des femmes du monde ont le dégoût de la maternité, comme s'il s'agissait d'une besogne équivoque, malpropre, avilissante. Elles chassent leur mari de l'alcôve, de peur qu'il ne commette quelque maladresse.

Chacun tire de son côté, et, si les femmes ne succombent pas plus souvent, si elles se retiennent et s'arrêtent, au moment de dénouer les rubans de leur corsage, c'est moins par scrupule de conscience que par crainte du lendemain. Elles se dérobent prudemment, avec le geste moqueur et l'éclat de rire qui glacent, par peur d'avoir des enfants.

Les serviteurs sont naturellement faits à l'image des maîtres ; ils assistent impassibles au pillage du logis, ou plutôt prennent leur part de ripaille, ainsi que des corbeaux voraces, et achèvent de vider la maison. Eux seuls font fortune aujourd'hui ; ils deviennent des personnages en province, travaillent aux élections et prennent une part active au gouvernement de la chose publique.

C'est pour cela évidemment qu'il y a tant d'élévation d'idées, tant de largeur de vues, parmi ceux qui président aux destinées de notre malheureuse patrie.

Ceux-ci ont d'ailleurs à s'occuper d'autre chose que de faire grand, que de laisser un sillage lumineux sur leur passage. Ils songent, avant tout, à bien se caser dans le fromage, à placer leurs créatures, à fréquenter les tripots, en compagnie des hidalgos de contrebande, des rastaquouères de partout, et de la pègre cosmopolite, qui a conquis la grande ville et mène la danse.

J'allais oublier les bookmakers et autres écumeurs des innombrables hippodromes suburbains. Ceux-là aussi aiment mieux gagner la forte somme que le prix Montyon !

Il n'y a pas lieu de s'étonner de tant de cabotinage, lorsque les prédicateurs eux-mêmes se laissent émasculer, dévient de leur but surhumain, et, au lieu de flageller nos impuretés, posent pour la galerie et font la parade !

Je disais tout à l'heure qu'on ne voulait plus d'enfants ; ce n'est pas assez dire, on n'a plus le temps d'en faire ; on ne s'applique plus à les confectionner. Aussi, ceux qui, par hasard, poussent sur le vaste fumier de Paris sont à peine ébauchés ; ce sont des êtres malingres, étiolés, souffreteux, sans sève, lézardés et neutralisés avant les délais voulus, dont le pays, soulevé de dégoût, ne saura que faire le jour où éclateront les claironnées des revanches attendues !

Mais cessons de juvénaliser : il serait trop

facile de citer de nombreux exemples. Ils abondent dans les ouvrages spéciaux, consacrés à ces milliers d'esprits désemparés, qui battent la campagne et que nous coudoyons dans la grande foire de ce monde. Ils surprennent et amusent même la ménagerie sociale, lorsqu'ils n'excitent pas une vague terreur ou une pitié profonde.

« Le dégénéré moderne, dit le docteur Monin, peut se définir un être inégal, mal équilibré, essentiellement instinctif, pouvant jouir, parfois, des facultés les plus brillantes, mais absolument dépourvu de pondération morale. C'est dans cette classe si importante d'*héréditaires* que l'on recrute ces enfants violents, indisciplinés, menteurs, remplis d'une perversité étrangement précoce ; ces jeunes gens originaux, irrésolus, excentriques et fantasques, véritables candidats à la folie. »

Ce sont des malades, dira-t-on. — Soit. — Mais, croyez-vous que les fils d'épiciers millionnaires et autres gommeux nihilistes, qui mènent l'existence que l'on sait, qui sortent de chez Aspasie pour courir chez Phryné, qui verdissent stupidement autour des tables de baccara, soient capables de nous donner une idée plus élevée de l'intelligence humaine ?

Tous ces esclaves de la convention, tous ces galériens du plaisir, noceurs enfiévrés et las, dont le cerveau est toujours en ébullition, font songer à une montre détraquée, dont les roues courent sur place une inutile prétentaine.

Les insanités de ces viveurs fourbus, qui volent à tous les mirages, qui se donneraient au diable (triste cadeau !) pour éprouver une sensation nouvelle, feraient croire que ce sont des pantins chargés de distraire les habitants des autres planètes.

Je n'essaierai pas de faire une classification ; mais je pense qu'on peut, sans témérité, considérer comme atteints de déviation intellectuelle la plupart des individus, enjuponnés ou non, qui appartiennent aux catégories suivantes :

1° Ceux qui ont la manie de prendre en toute chose le contre-pied des idées les plus justement reçues, de soutenir avec une apparence de conviction des propositions insoutenables, de tirer des feux d'artifice, dont ils semblent s'être réservé la fabrication, et qui éclaboussent les choses les plus respectables de leurs étincelles lancées au hasard.

2° Les névropathes des deux sexes, assoiffés d'ostentation, qui ne songent qu'à étonner la galerie.

3° Les vierges intransigeantes, filles écervelées de la bourgeoisie qui s'éprennent d'un cabotin ou d'un hobereau à la couronne fermée, au cœur ouvert, et qui, plus tard, demandent des consolations à la morphine.

4° Les pessimistes nébuleux, pour qui la vie est comme un citron vide ; certains écrivains naturalistes, salisseurs de papier, orduriers littéraires, pour qui les raisins académiques étaient trop verts et qui ont changé la vieille devise : *Toujours plus haut!* par cette autre : *Toujours plus bas!* Ils peuvent donner la main aux décadents, aux peintres impressionnistes, qui voudraient nous faire croire que leur barbouillage incohérent est l'image de la nature ; à tous ces chevaliers du laid et du malpropre, barbares du dedans, qui sont en train de creuser la mine sous le Paris vraiment artistique.

5° Les inventeurs toujours en gestation d'une idée destinée à bouleverser le monde, mais dont le génie s'épuise à courir après une pièce de cent sous.

6° Les sept ou huit mille personnes qui se suicident, chaque année. Avec l'instinct de la conservation qui est si vivace chez tous les êtres créés, on ne peut expliquer cette fugue que par un trouble mental passager, même pour les désespérés, victimes d'infortunes imméritées, las des ironies cruelles du sort. Le public ne s'y trompe pas. Il a même une indulgence particulière pour les amoureux contrariés dans leurs épanchements, qui se jettent ensemble dans la Seine, cette rivière maternelle qui semble convier les déshérités à l'éternel repos.

Ce sont des déséquilibrés qui n'ont pas assez d'énergie, pas assez de force de caractère pour résister à un désir immodéré de possession.

Le docteur Laurent a écrit un volume sur l'amour morbide, sur le déchaînement ou plutôt le dérèglement de cette passion naturelle, qui, dans certains cas, ressemble à l'idée fixe de l'aliéné, ou mieux à l'obsession du dégénéré : « Voici, dit-il, un jeune homme qui avait toujours mené une vie exemplaire. Il était l'orgueil et l'espoir des siens. Un beau jour il s'est laissé séduire par les appâts d'une drôlesse qui lui a pris son âme et sa volonté. Pour satisfaire sa passion, il ruine sa famille, il piétine sur le cœur de sa mère, il s'avilira peut-être jusqu'à un mariage déshonorant avec une prostituée, il ira jusqu'au crime même. La juste colère et les menaces du père, les pleurs d'une mère, les conseils, puis les sévérités des amis, qui ont fait le vide autour de lui, rien n'y fait. Et vous direz qu'il n'est pas fou ! Et vous hésiterez à le faire enfermer ! Mais alors ce serait approuver ses folies. Pour sauver ce jeune homme, pour sauver les siens de la honte et de la ruine, vous devez le faire séquestrer. La solitude, une vie calme et régulière finiront peut-être par faire taire les passions déchaînées. La raison reprendra le dessus, la volonté recouvrera ses anciennes énergies, l'obsession sera vaincue ; et délivré, sauvé, il vous baisera les mains en pleurant, comme le naufragé au sauveur à qui il doit son salut. »

Tous ceux que l'amour égare sont passés en revue et cloués au pilori, dans ce même ouvrage : les érotomanes, ces platoniques égarés en notre siècle, les amoureux des statues, les amoureux des yeux ou de la main, ces étranges amants des tabliers blancs, des bonnets de nuit et des clous de souliers, les voleurs de nattes, les agenouillés et les nihilistes de la chair, et enfin les épuisés à la recherche de filles vertes.

La Préfecture de police a enregistré 3.080 cas d'aliénation mentale en 1872, et 4.449 en 1888.

Le total général, depuis 1872 jusqu'à 1888 inclus est (toujours pour Paris) de 62.572 cas de folie, dont 34.802 chez les hommes et 27.770 chez les femmes.

L'enquête très intéressante de M. Garnier prouve que l'augmentation de l'aliénation mentale est due à la rapide progression de deux types de folie très nettement définis : la folie alcoolique et la paralysie générale.

A noter ce fait curieux que, depuis quinze ans, la proportion des folies alcooliques n'a pas tout à fait doublé chez l'homme et qu'elle a plus que doublé chez la femme !

Quant à la paralysie générale progressive, son augmentation de fréquence est en corrélation manifeste avec l'alcoolisme.

Ajoutons que la folie alcoolique paraît revêtir de plus en plus des formes violentes. Cela tient probablement à la mauvaise qualité des alcools d'industrie actuellement en usage.

On voit en Angleterre quelque chose d'équivalent : en 1852, la statistique ne recensait, dans le Royaume-Uni, que 50.000 fous ; en 1876, on était à 77.013 ; en 1882, à 98.871 et en 1889, à 111.979.

En constatant avec épouvante que le nombre des intelligences embroussaillées, obnubilées, qui finissent par une chute dans les ténèbres, ne fait qu'augmenter, on doit se demander s'il ne serait pas possible d'opposer des palliatifs à cette déchéance croissante.

Elle tient, bien entendu, à d'innombrables causes. L'existence fiévreuse que nous menons, le noctambulisme, les excès de toute nature, la débauche, l'alcoolisme, déjà nommé, qui se présente sous un double aspect, vice et trouble pathologique, etc., etc., ne peuvent que précipiter la ruine des prédisposés. Mais il est une influence néfaste, de tous les jours, dont on ne s'occupe pas assez et que je veux particulièrement relever, c'est la sophistication des denrées alimentaires. La fraude nous enserre de partout ; elle règne sur nos tables et nous verse les poisons les plus subtils. La civilisation culinaire recule de plus en plus, et l'on doit se demander avec effroi ce que la chimie arrivera à nous servir à boire ou à manger, dans quelques années ! Qui peut être sûr maintenant d'ingérer des laitages sincères, des sauces orthodoxes, des viandes et des vins authentiques ?

Il est hors de doute qu'un homme repu de victuailles échauffantes, de brouets perfides, de bisques au picrate, de produits chimériques, de conserves vénéneuses, dans tous les genres, arrosés par surcroît de bières délétères ou de champagnes de feu, alcoolisés pour l'exportation, ne peut réfléchir et agir aussi judicieusement que celui dont les entrailles ont été lestées d'un bagage irréprochable.

Nous pensons mal parce que nous mangeons mal. Le peuple, en particulier, mal nourri et attelé à de rudes besognes, ne boit plus que du poison au litre, grâce aux tripatouillages assassins des commerçants. Il arrive dès lors que le us de la grappe, pénétré de chaleur et de lumière, au lieu de mettre dans les têtes des consolations, de la vivacité, de l'espoir, de la belle humeur, n'apporte plus au cerveau qu'une excitation passagère, qu'une fausse énergie, que la stupeur, la haine ou la violence !

L'homme le plus brave devrait trembler devant ces esprits, ennemis de l'esprit, en face de ces absinthes homicides, qui peuvent s'acheter en Suisse, mais qui se payent sûrement à Charenton.

L'humanité a plus besoin que jamais d'être protégée, non seulement contre les microbes pathogènes, mais aussi contre les faux frères, qui, par amour du lucre, n'hésitent pas à ruiner la santé de leurs concitoyens. On ne fera jamais de laboratoires d'analyses ni de lois assez sévères contre ces descendants de Caïn !

A celui qui trouverait qu'à mon tour j'ai fait acte de démence, en écrivant ce chapitre, je répondrai :

Fou ! mais qui ne l'est pas ? ouvrez donc une enquête
    Et tâtez-vous le pouls !
Vous serez étonné, bien sûr, de ne pas être
    Dans certaine maison ;
Car nul, en ce bas-monde, il faut le reconnaître,
    N'a toute sa raison !

LE PATRIOTISME

ET L'ART DE FORMULER

Chaque fois qu'il en a l'occasion, le docteur Dujardin-Beaumetz se fait le défenseur des produits pharmaceutiques français et recommande à ses élèves de les prescrire de préférence aux préparations étrangères, dont nous sommes littéralement envahis depuis quelque temps. — Nouveau Pierre l'Ermite, il a donné le signal d'une croisade salutaire, qui pourrait être féconde en résultats, si elle rencontrait de nombreux adeptes. C'est ce qui me décide à me faire l'écho du maître sympathique, dont l'activité infatigable est acquise à toutes les réformes utiles, à toutes les améliorations, à tous les progrès.

Puisqu'on nous attaque et qu'on nous dénigre de partout, puisqu'on prétend que la France est en train de descendre au dessous de zéro, qu'on cherche à nous isoler à nous ruiner, eh ! morbleu, défendons-nous, soutenons-nous, laissons vibrer cette fibre chauvine qui a jadis enfanté tant d'héroïsme et qu'on ne touche jamais en vain. Il n'y a pas de petites choses, pas d'intérêts mesquins, lorsqu'il s'agit de l'avenir même de notre patrie, que les hommes au casque pointu voudraient supprimer du rang des nations civilisées.

Bien entendu, l'intérêt des malades doit tout primer ; mais à perfection égale et surtout lorsque le médicament étranger est imparfait, il n'y a pas à hésiter : nous devons donner la préférence aux alcaloïdes français.

Pour n'en citer qu'un exemple, voici qu'il a été démontré que la plus grande quantité de la digitaline qui se trouve actuellement dans les pharmacies, de même que celle qui est délivrée dans les hôpitaux, est de la digitaline allemande, c'est-à-dire de la digitaléine, soluble dans l'eau et complètement insoluble dans le chloroforme, corps quinze à vingt fois moins actif que le produit indiqué par le Codex. C'est là certainement un inconvénient grave, qu'il me paraît nécessaire de mettre en évidence et qui nous oblige à ne prescrire dorénavant que la digitaline française du Codex, la digitaline chloroformique, la seule que le pharmacien devrait délivrer, quand l'ordonnance ne spécifie pas.

Les prescriptions seront faites en conséquence. Du moment qu'il aura la certitude de donner un produit actif, efficace, le médecin en restreindra l'usage, de façon à ne pas provoquer d'effets toxiques.

Ce que je viens de dire peut s'appliquer à l'antipyrine, dont la consommation a représenté des sommes considérables, pendant la période de l'influenza. C'est un produit allemand, qui peut facilement être remplacé par des équivalents. — On est d'ailleurs arrivé à fabriquer l'antipyrine en France ; mais au point de vue commercial, à cause du brevet de fabrication, on ne peut la vendre que sous un autre nom, sous celui d'analgésine par exemple, qui a été adopté par un de nos compatriotes.

En 1888, l'administration de l'assistance publique à Paris a dépensé, pour frais d'achat d'antipyrine dans les hôpitaux et hospices de Paris, la somme de 46.000 francs.

Grâce à l'heureuse initiative de M. Bourgain, l'antipyrine étant devenue l'analgésine et la fourniture ayant été mise en adjudication, le prix du kilogramme est descendu à 79 fr., au lieu de 130 fr. que l'administration payait précédemment. On a donc économisé de ce chef une somme annuelle de 26.000 fr., la dépense étant tombée de 46.000 fr. à 20.000 fr. Une économie semblable a été également réalisée en 1889.

Les médecins peuvent ainsi faire gagner à leurs clients privés une somme importante, en prescrivant l'analgésine qui coûte moitié moins cher que l'antipyrine et dont le prix baissera encore davantage, le jour où l'usage de ce produit sera plus généralisé.

La société des produits chimiques de Saint-Denis fabrique également la paraacetphénétidine; mais ce nouvel analgésique doit être prescrit sous le nom de phénédine, pour le distinguer du produit allemand, connu dans le commerce sous le nom de phénacétine.

Il est un autre agent qui a fait un certain bruit dans ces derniers temps; c'est l'acide sulforicinique, qui sert à dissoudre une quarantaine de médicaments. Un Allemand s'est empressé de prendre un brevet et de donner le nom de polysolvum à son produit, qui a l'inconvénient d'avoir une odeur d'ammoniaque prononcée. Raison de plus pour prescrire l'acide sulforicinique fabriqué dans notre pays.

Il me serait facile de grossir ce dossier et d'accumuler des faits analogues : ces quelques exemples suffiront, je l'espère, pour nous dicter la conduite à tenir.

Malheureusement, au point de vue de la fabrication des alcaloïdes, nous sommes moins bien outillés, il faut le reconnaître, que nos voisins d'au delà du Rhin. Les capitalistes français ne se tournent pas de ce côté, probablement parce qu'ils ne se doutent pas des bénéfices énormes qu'une installation irréprochable, basée sur les derniers perfectionnements, pourrait leur faire réaliser. Nos rivaux sont moins timorés, et il vient de se fonder, en Allemagne, une société, au fonds social d'une vingtaine de millions, pour fabriquer en grand tous les médicaments, et en particulier le sulfate de quinine, qu'ils obtiennent sans déperdition, aux conditions les plus rémunératrices. Ce sera une fortune pour les adhérents.

Pourquoi ne pas les imiter ? Pourquoi nous condamner à porter notre or loin de nos frontières, alors que nous avons tout intérêt à le garder, alors qu'il nous est possible de ne pas payer cette nouvelle dîme?

Puisqu'on cherche à nous isoler, à nous annihiler, servons-nous des mêmes procédés qu'on emploie contre nous, au lieu de persévérer dans les anciens errements : que de fois les Français ont versé leur sang avec générosité pour des voisins ingrats, qui avaient besoin qu'on leur vînt en aide et qui, le danger passé, n'ont jamais songé à s'acquitter.

Le règne de la chevalerie est passé ; on peut le regretter, mais il fait place à celui de l'intérêt froid et sec.

Il n'est pas inutile de le rappeler aux médecins qui recommençaient à envoyer leurs malades aux eaux d'Allemagne et à nos concitoyens qui ne renonçaient pas à s'y rendre. — La question des passeports a un peu ralenti le mouvement ; mais, de peur d'une reprise, je répèterai, après tous les excursionnistes, que les villes d'eau allemandes sont de plus en plus livrées aux bottes conquérantes des officiers prussiens. Le militarisme à outrance a ses mauvais côtés et le fracas des sabres fait taire les grelots de la folie.

Le séjour de Bade ou de Hambourg, ces deux

centres de villégiature, jadis si pleins de vie et de gaieté française, est en particulier devenu pénible aux anciennes générations et odieux aux nouvelles.

Les monuments symboliques, les inscriptions patriotiques et certains bustes, partout semés à profusion, « ravivent des douleurs aiguës et rouvrent des blessures, qui saignent au moindre froissement. — Si peu chauvin qu'on soit, et l'homme du monde l'est rarement, il suffit d'être patriote, au sens noble du mot, pour éprouver en ces endroits, où joies et malheurs parlent en même temps à nos souvenirs, une sorte de gêne, de malaise, qui finit à la longue par peser comme un cauchemar. »

Après une pareille constatation, et surtout lorsque le parallèle est tout à l'avantage des sources françaises, nous ne devrions plus avoir à maugréer contre l'indifférence routinière, qui poussait autrefois les favoris de la fortune vers les bords du Rhin et laissait les établissements français dans un état d'infériorité relative.

Espérons que les grands consultants ne laisseront plus aller leurs clients vers ces stations, qui doivent être d'autant plus délaissées que nous avons des eaux équivalentes dans notre pays. — Je pourrais citer nombre de cités thermales, qui ne redoutent pas la comparaison. En dehors de leurs incomparables richesses hydriatiques, elles ne laissent rien à désirer, même aux raffinés de la civilisation moderne, qu'un entraînement irréfléchi fait courir après le plaisir, quand la raison commande de chercher la santé !

L'ENSEIGNEMENT

PAR LES SPÉCIALISTES

Je ne viens pas prêcher pour mon saint et pour mon clocher, mais me réjouir, avec la plupart de mes lecteurs, du mouvement de progression en avant qui a enfin gagné les hautes sphères de la Faculté.

Les professeurs se sont longtemps montrés réfractaires ; mais le mouvement de l'opinion a été tel qu'ils ont dû se décider à spécialiser certaines chaires. La création de la Clinique des maladies des voies urinaires, en faveur du D Guyon, est la dernière innovation entreprise dans cet ordre d'idées. Ce n'est pas fini, et il faudra bien qu'on se décide à élargir les cadres, jusqu'alors fermés, de l'enseignement. Il n'y a pas à compter sur les bonnes raisons qui pourraient être invoquées pour justifier cette mesure, car elles iraient se briser contre l'inertie et la routine des bureaux ; mais bien sur la nécessité de ne pas rester au dessous de l'étranger. Jadis, en France, nous avions de l'initiative, on copiait nos institutions ; aujourd'hui, les rôles sont intervertis et nous sommes obligés d'aller chercher des modèles et des exemples, en bien des choses, en dehors de nos frontières.

Toute une série d'améliorations urgentes s'imposent, au point de vue de l'instruction pratique des étudiants en médecine, si nous voulons être au niveau de nos voisins. Pour ne parler que de ce qui se passe à Vienne, par exemple, il est certain que les éléments d'enseignement y sont beaucoup plus nombreux, beaucoup plus à la portée des élèves, que chez nous.

Les cours y sont espacés, d'heure en heure, du matin au soir, dans un même local, de façon à ce que les auditeurs n'aient qu'à se déplacer, qu'à passer d'un amphithéâtre à l'autre, pour pouvoir entendre plusieurs leçons, sans perte de temps. On peut même assister, dans la même journée, à des expérimentations, à des conférences variées sur la même branche d'enseignement, sur les maladies de la peau, par exemple, sur la laryngologie, l'otologie, etc., connaître, en quelques heures, l'exposé des idées personnelles, parfois contradictoires, des *privat-docent*, sur un même problème pathologique ; si bien, qu'en quelques mois, un médecin pressé peut se constituer un bagage scientifique très suffisant pour se consacrer à une spécialité quelconque.

A Paris, il est impossible d'en faire autant ; rien de pareil n'existe, et l'enseignement privé, loin d'être encouragé, est plutôt vu d'un mauvais œil par les titulaires officiels. On a essayé, c'est vrai, de faire une place plus large aux jeunes agrégés ; mais on n'a pas assez utilisé ces forces vives, qui ne demandent qu'à se dépenser et surtout on n'a pas ouvert largement les portes à toutes les bonnes volontés.

Notre ami, le Dᴿ Baratoux, a signalé notre infériorité dans la *Pratique médicale* (30 sept. 1890) :

« En France, écrit-il, toutes les difficultés sont accumulées sur la route de celui qui veut se consacrer à la science. Pour quelques-uns qui surmontent les obstacles de bonne heure, combien d'esprits distingués qui sombrent dans les retards des concours, ou dans la déroute de la pauvreté ou des échecs injustifiés.

« Dieu merci ! nous avons encore assez d'hommes de valeur pour faire belle figure dans le monde, mais nous n'y occupons pas la première place, à laquelle nous donnent droit notre travail acharné et les brillantes qualités de notre race.

« En France on arrive malgré les obstacles, et l'on donne rarement tout ce qu'on peut; en Allemagne, on donne toujours *tout ce qu'on vaut*, et l'on arrive surtout grâce aux institutions bienfaisantes qui aplanissent toutes les difficultés sous les pas de l'homme de science. — Chez nous, si l'on n'empêche pas les gens de travailler, on ne leur donne, du moins, aucune facilité pour le faire. Et, s'il est vrai que les grands hommes triomphent de tout, nous dirons encore que ce ne sont pas seulement les grands hommes qui font avancer la science. Elle a besoin du concours de tous, et les hommes de génie sont souvent bien aise que des travailleurs obscurs leur aient épargné certaines recherches ou préparé leurs découvertes. »

En Angleterre, on voit des prédicants, pasteurs ou non, s'installer tout à coup en plein vent, sur la borne du chemin et prêcher la parole sainte avec ardeur, dès qu'ils ont pu réunir un auditoire.

Je voudrais qu'on fît quelque chose d'analogue

pour tous les médecins, qui se croient capables d'enseigner, qu'on leur abandonnât un recoin quelconque, où ils pourraient distribuer sans entraves la manne scientifique aux disciples qui voudraient s'assembler autour d'eux. Ceux-ci se chargeraient de faire la sélection et d'éliminer les non-valeurs ou, du moins, ceux dont le talent d'exposition laisserait à désirer.

L'expérience a, du reste, été faite en petit, à diverses reprises. Je n'ai qu'à rappeler l'affluence du public, autrefois, aux leçons d'anatomie du Dr Fort, aux cours de médecine opératoire du Dr Tillaud et, plus récemment, aux remarquables cliniques du Dr Besnier, à l'hôpital Saint-Louis. La place fait généralement défaut et l'on sort toujours en ayant appris quelque chose. Il n'y a jamais eu qu'un cours vraiment pratique à la Faculté, c'est celui du professeur Pajot. Aussi, quoique l'heure de midi fût peu commode, l'amphithéâtre était bondé d'avance, parce qu'on était sûr de s'instruire des choses essentielles, pendant un semestre.

Les autres cours officiels ne sont pas faits en vue des examens, en vue des élèves; ils doivent marquer le niveau scientifique. Dès lors, qu'on les réserve pour l'élite, pour les internes, pour les candidats au bureau central et à l'agrégation, pour les étrangers ou pour nos compatriotes qui veulent se perfectionner et ne laisser aucun point d'interrogation sans solution.

Mais, pour la grande masse des étudiants, qui ne consacrent que cinq à six ans à leur instruction technique, il n'est pas nécessaire de planer si haut; ils ont besoin d'être initiés promptement aux faits vulgaires et de tous les jours, contre lesquels ils auront à se mesurer, le lendemain même de leur installation, dans le petit trou de province où ils auront transporté leurs pénates. On ne leur demandera pas de finesses, de transcendances; mais ils devront savoir un peu de tout, être même dentistes et pédicures, pour faire face, sous peine de dépréciation, à toutes les nécessités quotidiennes. Il faudra surtout qu'ils puissent formuler une ordonnance, car le malade veut qu'on lui donne quelque chose et il s'agit, au moins, de ne pas faire de mal, *primo non nocere*. La thérapeutique est vraiment délaissée et les pharmaciens ont bien raison, parfois, de rire à nos dépens, en constatant comment sont libellées certaines prescriptions.

Donc, il y a lieu d'élargir les voies et de multiplier les sources d'instruction. Il ne s'agit pas, bien entendu, de créer de nouvelles sinécures bien rémunérées. Les caisses sont vides, c'est connu et il est inutile de faire appel au ministre. Mais que les intéressés se fassent payer, comme cela se fait ailleurs ; ils seront ainsi dédommagés de leur peine et trouveront dans le zèle qu'ils apporteront à leur tâche la meilleure des récompenses : une notoriété de bon aloi. Les élèves iront vite trouver ceux qui le mériteront ; ce sera justice et nos maîtres de la Faculté, quoique un peu délaissés, n'auront pas à en concevoir d'ombrage, car ils doivent plutôt tenir à la qualité qu'à la quantité des assistants.

Quant au local, il est tout trouvé ; il n'y a plus qu'à approprier les nombreuses salles de l'École pratique, qui, par une incurie incompréhensible, n'ont pas reçu depuis si longtemps qu'elles sont terminées, une destination définitive.

C'est là où il faut admettre tous les travailleurs, qui, à un titre quelconque, ont des vérités à faire entendre, non pas en leur faisant payer une location dérisoire, vexatoire, quelque minime qu'elle soit, comme cela se fait aujourd'hui ;

mais en leur faisant fête, mais en appelant sur leur boutonnière les récompenses officielles, dans l'intérêt des jeunes générations, dans l'intérêt de la patrie, qui a plus besoin que jamais d'avoir des citoyens sains de corps et d'esprit.

Le travail est, à l'heure actuelle, la vertu maîtresse par excellence, la plus éclatante marque de patriotisme. Je sais bien que l'étude apporte avec elle sa récompense. Il n'y a pas de joie comparable à celle de se meubler l'esprit ; mais enfin l'État et les hommes éminents qui détiennent une partie du Pouvoir, surtout au point de vue de notre développement intellectuel, doivent encourager les *bûcheurs*, qui veulent faire entrer dans leur être tous les modes imaginables, ouvrir les portes de leur âme à toutes les sciences et à tous les sentiments. Pourvu que cela n'entre pas pêle-mêle, il y a place pour tout le monde. C'est l'avis de Voltaire, en parlant des muses : « Je les aime toutes neuf, et il faut avoir le plus de bonnes fortunes qu'on peut, sans être pourtant trop coquet ! »

SOYONS CALMES

Lorsqu'un Parisien, remuant et impressionnable, excessif d'un bout à l'autre, comme le sont presque tous ses pareils, va, saturé de ses sensations habituelles, passer quelque temps en Province, — par exemple au moment de la chasse, qui représente de la vie saine et naturelle, dans l'existence factice et frelatée des civilisés ; — lorsqu'il se risque dans un de ces trous perdus, où les heures coulent inutiles, comme une monnaie dépréciée, que nul n'a jamais songé à économiser, où l'on est réduit au minimum d'idées, de besoins et d'activité, dont puissent se contenter des créatures humaines, — ce fils de Lutèce est tout d'abord stupéfait de la placidité, de l'inertie des habitants, qui semblent sourds aux bruits qui nous passionnent. Les âmes lui paraissent endormies et comme obnubilées. — Il serait volontiers porté à traiter de mollusques ces braves ruraux, au bavardage vide, qui vieillissent sans s'en apercevoir, pour qui la pluie elle-même, faute de mieux, devient une distraction et un sujet de causerie.

Mais, lorsqu'il a subi pendant quelques jours l'influence sédative des champs, lorsqu'il s'est plongé dans ce bain de guimauve, à température uniforme, se sentant enfin apaisé, grâce à la douceur réparatrice du climat, il en vient à se demander si ses rustiques amphitryons ne sont pas plutôt les sages, et lui le fou !

Ces derniers, moins endoloris, moins courbaturés, ont à leur tour le droit de s'étonner de son activité fébrile, de sa sensibilité souffreteuse, de ses incohérences, de ses orages intérieurs, de l'état continuel de tension de son esprit. Ils ont peine à comprendre que les nerfs de cet exalté, au regard fouilleur, intuitif et illuminable, puissent se maintenir à un diapason aussi élevé, comme une corde de violon prête à se casser, sans rendre des sons trop aigus ou trop discordants.

Ils lui disent volontiers : « A quoi bon tant lutter, tant vous agiter, dans ce milieu foulé d'angoisses quotidiennes, de doute corrosif et de navrantes déceptions ? Vos prétendues compensations sont chèrement payées. Vous vous démenez, d'ailleurs, en vain ; vous ne changerez pas l'ordre immuable de l'univers, et vous continuerez à payer autant et plus d'impôts que par le passé. »

Ces réflexions rappellent le fatalisme oriental ; elles ne feront guère d'adeptes parmi les habitants de la capitale, dont la chaudière est constamment sous pression. Elles méritent pourtant d'attirer l'attention de ces citadins, pour qui le train éclair ne va jamais assez prestement.

Il est certain que les Parisiens vivent trop tôt et trop vite, qu'ils épuisent trop rapidement passions et plaisirs, et arrivent à la satiété avant les délais voulus. Revenus de partout, après y être allés, sachant tout et le reste, ils en sont réduits de bonne heure, comme Chateaubriand, à faire une séduction de leur ennui, à enchanter les autres de leur désenchantement, à saupoudrer de poésie leur dégoût, à dire avec éclat des choses sombres, à mêler même l'idée de la mort à celle de la volupté, pour les aiguiser l'une par l'autre.

Quant aux Parisiennes, ces poupées aussi ravissantes que compliquées, inventées par le

diable lui-même, pour la damnation des grands
enfants à barbe, qui ont recours à tous les nar-
cotiques, avec lesquels on apaise et on affole les
nerfs, je ne ferai qu'indiquer leur nervosité et
leurs migraines, quelquefois complaisantes, je
le veux bien, mais, le plus souvent, parfaitement vraies, et surabondamment justifiées. —
Guy de Maupassant, dans *Notre cœur* (page 12), a
dépeint fort lestement une race nouvelle, à sensibilité indécise, « de femmes agitées par des
nerfs d'hystériques raisonnables, sollicitées par
mille envies contradictoires qui n'arrivent même
pas à être des désirs, désillusionnées de tout
sans avoir goûté à rien, et qui, sans ardeur,
sans entraînements, semblent combiner des
caprices d'enfants gâtés avec des sècheresses de
vieux sceptiques. »

Ce dernier trait a une saveur exquise de
modernité.

Il semble que les médecins, qui sont chargés
d'apprendre l'hygiène aux autres mortels, et de
calmer leur effervescence, devraient prêcher
d'exemple et avoir tout d'abord raison de leur
propre déraison. Leur vie devrait être harmo-
nieuse, sereine et régulière, exempte d'orages,

d'erreurs de régime et d'excès. Or, c'est tout le contraire qui a lieu, au moins pour le plus grand nombre des médecins de la capitale. On ne rencontre pas parmi eux le bon docteur à cheveux blancs, à la parole mielleuse et un peu traînante, que l'on a décrit dans les romans et peint dans les tableaux. Il en existe encore des échantillons dans les bourgs les plus reculés, au fin fond des départements les plus déshérités; mais à Paris, les anciens eux-mêmes ont l'air d'être atteints de la danse de Saint-Guy; malgré quelques lassitudes inévitables, ils marchent sans cesse, comme le Juif-Errant, sans haltes, sans distractions, ayant l'air d'avoir un crêpe sur l'âme, comme s'il n'y avait pas d'âge, s'il n'y avait que des forces, incapables de décliner. — Leur vie est comme un jour sans soleil.

Les jeunes, comme les vieux, après avoir monté avec trop de rapidité des quantités d'étages, prennent leurs repas à des heures indues, avec une fâcheuse précipitation. On les attend, et ils ne se donnent pas le loisir de digérer. Allez donc leur demander ensuite de réaliser le joli programme de la simplicité sans abandon, de l'urbanité sans affectation, de la gravité sans

refrognement. Ils ont bien le temps de s'occuper
de ces fadaises, de soigner leur allure, leur extérieur ; ils préfèrent justifier le dire de Flourens :
« L'homme ne meurt pas, il se tue ! » Ils achèvent,
comme leurs clients, de s'annihiler dans les gri-
series malsaines de la morphine ou de l'alcool,
sous prétexte de se soutenir ; tous les stimulants connus y passent ; ils se laissent aller à
la dérive jusqu'à la chute finale. — Que j'en ai
vu mourir de confrères, à qui tout souriait, qui
avaient devant eux un brillant avenir, et qui ont
succombé à la tâche ! — Les maisons d'aliénés
elles-mêmes offrent régulièrement à quelques-
uns le repos qu'ils n'ont pas su prendre.

C'est vraiment navrant de voir des hommes
de trente à quarante ans, arrivés à la période de
la vie où ils pourraient être le plus utiles à leurs
semblables et à leur famille, être impitoyablement fauchés et perdus, pour n'avoir pas su
garder une juste mesure. Si tous ne meurent
pas, comme les animaux malades de la peste,
presque tous sont frappés. Je puis en parler
sciemment, car, tous les ans, des centaines de
médecins viennent traiter à Vichy leur tube
digestif délabré, sans compter ceux qui vont

demander la santé aux naïades des autres stations thermales. On oublie toujours le conseil donné par le bon La Fontaine, dans la fable de l'*Homme qui court après la fortune et l'Homme qui l'attend dans son lit* :

...Heureux qui vit chez soi,
De régler ses désirs faisant tout son emploi !

Et comme si ce n'était pas assez de cette fièvre quotidienne, pas assez des soucis professionnels, voilà qu'un grand nombre de nos confrères, oubliant leur ministère de paix, ne craignent pas de se mêler à la lutte farouche des partis, d'arborer le drapeau écarlate, de se consacrer en un mot à la politique, cette sirène aux caprices inexplicables, qui se plaît à dévorer ceux qui se sont donnés à elle.

La popularité est en effet une banque, dont le crédit n'est pas moins prodigieux que les faillites, et on peut dire que celui qui la recherche ne peut qu'aliéner pour toujours la paix de sa vie.

Que de haines accumulées autour des lutteurs, que de rivalités, de jalousies, de calomnies !

Je ne comprends pas, pour mon compte, qu'il y ait des gens assez audacieux pour oser tenir tête à ce déchaînement de passions aveugles, pour se lancer sans effroi dans l'arène où viennent se mesurer les opinions contradictoires.

Qu'importe de décrocher une timbale quelconque à la foire aux vanités, d'être le président de ceci, de cela, d'être hissé sur un piédestal de carton, d'obtenir enfin un bout de ruban, si votre nom est traîné dans la boue par vos adversaires, par ceux qui ne pensent pas comme vous ?

Ah ! la folie des grandeurs, comme elle nous fait commettre des sottises et porte atteinte à notre sérénité !

Mais chut !.... maîtrisons-nous et concluons avec le professeur Hubert, de l'Université de Louvain, qui recommande de ne pas épouser les querelles des Montaigus et des Capulets : « Qui dit politique dit division, écrit-il, et il est bon de ne s'inféoder à aucun club politique ; le médecin est l'homme de tout le monde ; les maladies ne sont d'aucun parti ni d'aucun culte.

Sans doute, tout homme a ses devoirs de propagande, du bien à exercer autour de soi, et cacher ses convictions religieuses ou même ses opinions politiques n'est pas d'une âme généreuse ou d'un cœur fier. Ce n'est pas moi qui vous conseillerai des lâchetés ! Mais j'estime qu'à moins qu'il ne se sente de force à tenir les premiers rôles, la place du médecin dans la mêlée des partis n'est pas aux avant-gardes ; elle est dans les rangs, où les dévouements moins bruyants ne sont pas les moins utiles. »

En résumé, le médecin n'a rien de mieux à faire que de rester auprès de ses malades, et de contribuer le plus possible au progrès scientifique. Son dévouement doit être bienfaisant et impartial pour tous, et, lorsqu'il panse une plaie, il n'a pas à rechercher quelle est la nationalité ou la nuance de l'arme qui l'a faite.

C'était l'avis de Legrand du Saulle, de regrettée mémoire, que j'ai eu quelquefois l'occasion d'approcher, et dont la droiture mérite d'être donnée en exemple. Il pensait, avec son gros bon sens, que c'est une admirable profession que celle qui place un homme au dessus de tous les évènements qui troublent et ensanglantent son pays ; qui lui donne accès partout, et lui procure l'occasion de faire également le bien partout ; qui lui permet de tout voir, de tout entendre, et de garder le silence ; de ne trouver, dans les individus les plus égarés, les plus malheureux ou les plus coupables, que des malades dignes d'une égale sollicitude ; de n'être influencé par aucun des bruits du dehors, et de pouvoir ausculter sans plus d'émotion le vainqueur et le vaincu, le mendiant sur son grabat ou l'archevêque de Paris dans son cachot, et de recevoir de tous les mêmes marques de déférence et le même remerciement !

DU DANGER DE LA PUBLICITÉ

DONNÉE PAR LA PRESSE A CERTAINS CRIMES

Qui n'a pas été frappé, depuis deux ans surtout, de la répétition de certaines séries de crimes? — Il y a évidemment lieu de se demander à quoi cela peut tenir.

Je n'hésite pas à répondre que si ces attentats étaient moins connus, les chefs d'école trouveraient moins d'imitateurs. — De là à accuser la presse d'être (peut-être inconsciemment, mais sûrement) un agent de démoralisation, une chaire de dépravation, il n'y avait qu'un pas à faire, et je me décide à le franchir.

Nul plus que moi n'a le culte et le respect du journalisme, cette puissance qui contribue d'une façon si merveilleuse à la diffusion des lumières, à la vulgarisation de la science; mais c'est précisément parce qu'il peut et doit produire d'excellents fruits, que je ne puis m'empêcher de protester et de crier casse-cou, lorsqu'il ne reste

pas dans son rôle d'éducateur, de civilisateur ;
lorsque, par une aberration inconcevable, il sert
de véhicule à l'infamie, à la débauche et donne
en somme des leçons aux voleurs et aux meur-
triers.

Naturellement, il ne faut pas accorder à mes
paroles plus de portée qu'elles n'en ont et ne
veulent en avoir : je sais que cette influence
néfaste de la presse n'est pas préméditée ; mais
elle découle inévitablement de la notoriété exagérée que les journaux accordent à certains faits
coupables, et à leurs auteurs.

Le crime obtient une publicité vraiment scan-
daleuse ; on le voit partout, on l'offre à tous les
regards, on en fait le sujet d'une nourriture
quotidienne ; on l'exhibe aux vitrines des librai-
res, on le publie dans les carrefours, et on le
représente sur les théâtres.

Qu'un simple artisan tombe et soit écrasé sous
les roues de quelque brillant équipage, trois
lignes suffisent pour en donner la nouvelle. Mais
qu'un joueur éhonté, qu'un adolescent fou d'a-
mour, qu'un soldat sans force et sans cœur se
retranchent volontairement de la vie, les journaux élèvent la voix pour plaindre et justifier la

victime ; on fouille dans les poches du cadavre, on retourne son portefeuille, on cherche dans tous ses tiroirs, et si quelque triste fragment, de mauvais vers, quelque plate pensée matérialiste se trouvent au milieu de ses guenilles, on les reproduit, on les commente, on les annote. Sa nécrologie obtient une place d'honneur. Il **a de** l'immortalité pour un jour !

Dans un de ses ouvrages, *La Folie devant les tribunaux* (1864, page 354), Legrand du Saulle a soutenu la même idée : « Au milieu des périls dont la société est enveloppée, dit-il, il en est un qui se reproduit chaque jour... c'est la publicité accordée, par tous les journaux, à ces lugubres histoires, à ces tragiques comptes rendus, qu'enregistre avec un regrettable empressement la chronique des *Faits divers*. Si les dossiers de la justice criminelle, si les cartons de la préfecture de police vont sans cesse en grossissant, n'en cherchez pas ailleurs la cause...

« Plus un crime est entouré de mystère et de circonstances extraordinaires, plus il est accompagné de ruses et de raffinements de barbarie, plus les causes ont été impénétrables, plus les récits de la presse ont été pittoresques et émouvants, et plus le pouvoir exercé sur l'imagination humaine et sur l'influence imitatrice est fécond en dangereux enseignements. Un jour viendra peut-être où des passions ensevelies dans les replis les plus cachés du cœur demanderont impérieusement à être assouvies; les moyens d'exécution font-ils défaut, on interroge ses souvenirs, on recourt au texte, et muni de ses instructions, le bras frappe en calquant ses coups sur ceux dont le journal lui a révélé la justesse. »

Lemaitre, le jeune assassin de la Villette fut évidemment grisé par l'espoir de faire parler de lui, de voir son nom reproduit dans tous les journaux et sa photographie mise en vente. Il avait rêvé, lui aussi, la renommée; il voulait avoir un piédestal, n'importe par quel moyen. Ses propos, sa préoccupation constante de ce que la presse rapportait sur lui, en sont une preuve éclatante.

La lecture des feuilletons tragiques, qui était sa passion favorite et les tirades de mélodrames qu'il aimait tant à déclamer, eurent sans doute d'abord une influence désastreuse sur son cerveau. En dehors d'une perversion précoce, la vanité a dû faire le reste.

Mais voici d'autres exemples, dont la portée me paraît incontestable.

A la suite des exploits de la bande Abadie, un nombre incalculable de jeunes gens ont cherché, à leur tour, à conquérir une célébrité analogue et n'ont reculé devant aucune tentative. Vous vous souvenez de la terreur qui s'était emparée d'une partie de la capitale, à la suite des attaques nocturnes que l'on signalait de partout, et dont les héros étaient presque toujours des adolescents imberbes.

Plus tard, ce fut le tour des disciples de M. de Germiny. Jetons un voile ; inutile d'insister.

Nos oreilles sont encore remplies des coups de revolver, qui ont suivi la tragique aventure de Mlle Bière.

Aujourd'hui, on préfère le vitriol et les substances corrosives, et je vous laisse le soin de faire l'addition des vengeances féminines, où les acides ont été récemment utilisés. Evidemment la première coupable est responsable, jusqu'à un certain point, de tout ce qui a suivi, et les journaux ont contribué à faire connaître ces procédés iniques, auxquels personne n'aurait songé, si l'on avait organisé autour d'eux la conspiration du silence.

Certes, notre profession et notre âge ne comportent pas une pudibondicité exagérée, et, si nous étions seuls en cause, je ne m'exposerais pas à singer M. Prudhomme ; mais des intérêts sacrés sont ici en jeu ; je ne parle pas seulement des craintes bien naturelles que nous devons concevoir pour nos intérieurs ; j'élargis le cadre pour n'envisager la question qu'au point de vue du danger général et de la défense nationale. Il y a vraiment lieu d'être alarmé, lorsqu'on sait que le compte rendu général de la justice criminelle démontre une progression lamentable dans les crimes et délits commis par les enfants et les jeunes gens, dont près de 20.000 ont été traduits devant les tribunaux pendant la seule année 1887 Et que dire des suicides d'enfants et d'adolescents, naguère encore presque inconnus parmi nous ? Ils se sont multipliés à tel point, depuis plusieurs années, qu'ils ont atteint le chiffre effrayant de 443, pour la même année 1887. Il n'y aurait bientôt plus de sécurité pour personne, si la contagion du mauvais exemple continuait à faire ses ravages, si l'on ne prévenait pas les écrivains en vogue des dangers que leur plume nous fait courir. — On réclame à grands cris la liberté de tout dire et de tout écrire. Soit, pourvu que les romanciers se décident enfin à relever par la morale la peinture des mœurs violentes qu'ils ont entreprise ; soit, à condition que chacun sera assez raisonnable pour s'imposer une certaine réserve, un frein, une contrainte ; à condition que le flambeau éblouissant de la presse n'éclairera que les œuvres de lumière et non les œuvres de ténèbres !

Quand on se rappelle l'influence des superstitions et des terreurs du Moyen-Age sur les esprits ; quand on a vu avec quelle facilité, dans les asiles ou les hôpitaux, les sujets névropathiques font écho, lorsqu'une personne est prise d'hystérie ou d'épilepsie, on est autorisé à généraliser, à admettre des répercussions spéciales, au point de vue de la criminalité. Lorsqu'il existe un état embryonnaire de psychologie morbide, on comprend très bien que l'excitation de l'exemple puisse obnubiler en un instant la volonté, les sentiments et les facultés affectives. Avec un organisme mal équilibré, avec un sens moral mal étayé, le roman, l'article à sensation,

constituent l'étincelle qui met le feu aux poudres et produit tout à coup une explosion formidable !
— Je sais bien qu'on a beaucoup abusé de ces données, dans les derniers procès qui viennent d'occuper l'opinion publique. C'est avec les grands mots d'hérédité fatale, d'impulsions irrésistibles, d'idées fixes, d'excentricités passées, de bizarrerie de caractère, d'hallucinations, que les avocats parviennent à aveugler les jurés et à sauver la tête de leurs clients. D'autre part, ceux-ci savent très bien se décharger d'une façon ou de l'autre de leur forfait. On n'a que trop de tendances à admettre la suspension momentanée du libre arbitre et de tout ce qui constitue l'homme moral.

Mais, enfin, il est incontestable que la démence peut persister longtemps à l'état latent et qu'une excitation quelconque peut amener passagèrement un trouble cérébral réel, effectif, actuel, à la suite duquel la responsabilité n'existe plus d'une façon absolue. Je voudrais pouvoir garantir ces malheureux de tous les éléments de perturbation qui peuvent amener chez eux une révolution soudaine et les pousser au crime.

Esquirol démontre avec preuves à l'appui que la

monomanie homicide se distingue entre toutes
les autres espèces de délire par son influence
contagieuse. — Gall, dans son Traité des fonctions du cerveau (t. IV, p. 99), rapporte plusieurs observations où cette vérité est mise en
relief.

Georget, dans sa discussion médico-chirurgi-
cale sur la folie, nous montre un certain nombre
de personnes assaillies par l'idée qu'elles doivent
tuer quelqu'un. A la suite du retentissement
qu'obtint le meurtre commis par Henriette Cor-
dier, lit-on dans le Traité des maladies men-
tales de M. Morel, les asiles d'aliénés reçurent
diverses femmes atteintes de la même tendance
homicide. L'une d'elles, étant un jour à laver du
linge à la rivière, entendit l'histoire de cette
déplorable affaire. Elle se retira sans aucune
impression fâcheuse, mais le lendemain, voyant
son fils aîné auprès d'elle, elle devint inquiète,
agitée ; elle entendit *quelque chose* (ce sont ses
propres expressions) qui lui disait : « *Prends-le,
tue-le.* » En présence de semblables faits, la
société a le droit de s'armer en guerre ; mais
elle ne peut renfermer dans ses maisons de santé
tous ceux qui sont susceptibles, à un moment

donné, de se retourner contre elle. Il convient donc que nous fassions nous-mêmes la police, dans nos murs, que nous usions de tous les moyens qui sont capables d'empêcher la propagation et le retour des crimes inqualifiables de ces derniers mois. Je crois qu'on pourrait beaucoup restreindre le fléau, en gardant le silence, en entreprenant une campagne énergique contre l'envahissement des racontars judiciaires. Les journalistes honnêtes, qui s'acquittent de leur mission comme d'un sacerdoce, sont encore les plus nombreux, et ils obtiendront certainement une réforme sérieuse dans le sens que j'indique, s'ils veulent prendre la chose à cœur !

APPEL A LA SOLIDARITÉ

Tout le monde sait combien les Anglais ont l'instinct patriotique de la solidarité ; parmi ceux qui ont la plus médiocre opinion de leur pays et de ses institutions nationales, vous n'en trouveriez pas un seul qui se résignât au silence, quand ces institutions sont critiquées d'une manière hostile.

Voilà un bon exemple, qui mériterait de trouver des imitateurs parmi les Français, en général, et parmi les médecins en particulier. Je sais bien qu'on ne s'épargne guère dans les autres professions ; les rivalités d'amour-propre et d'intérêt ont toujours eu le don d'exciter les bas instincts de jalousie, de médisance, qui sommeillent au fond du cœur des hommes les mieux doués. Mais vraiment les médecins jouissent d'une réputation détestable à ce point de vue ; leurs rivalités sont légendaires : *Invidia medicorum pessima !*

Cela donnerait presque raison à La Bruyère, qui prétend que le bon sens, l'esprit de discernement, la juste mesure, sont à peu près introuvables.

On raconte, en effet (je ne juge pas, j'enregistre les doléances), que les gros bonnets de la corporation, ceux qui ont titres, honneurs et sinécures, et les ont obtenus en acceptant les consignes serviles de leur petite chapelle, où l'on s'encense, où l'on se pousse à tour de rôle, dédaignent absolument le menu fretin et ne consentent qu'exceptionnellement à abaisser leurs regards jusqu'à lui. Ils se dédommagent de leurs courbettes passées devant le grand chef, par leur morgue vis à vis des inférieurs. Figés dans la tiédeur enveloppante et le calme des existences assises, du fond de leur hôtel bien capitonné, du haut de leur superbe et de leur portefeuille, bourré de titres solides, ils assistent, dit-on, impassibles et l'œil sec, à la détresse des fruits secs, talonnés par la nécessité du pain quotidien à gagner.

Les membres de l'Académie sont traités « d'inquisiteurs modernes, écrasant du poids de leur tout puissant pédantisme les fils de Galilée, qui,

du fond des limbes sociales, crient qu'ils ont vu
tourner l'axe du monde ».

Dans un volume intitulé « *Scènes et types du
monde savant* », M. Victor Meunier prétend
que nous sommes encore mal débarbouillés de
l'Empire et que la question de puissance scientifique n'est, pour le plus grand nombre des
savants, qu'une question d'argent.

Avec ces savants officiels, ces fonctionnaires,
l'émulation, la noble rivalité, la libre concurrence, sont, comme l'indépendance, aussi incon-
nues et impossibles qu'en cage les grands coups
d'aile : « Voilà le mal dont on pourrait mourir.
Nous allons à une bureaucratie scientifique.
L'aspiration à descendre est générale, — à descendre à l'emploi lucratif des heures ravies à la
recherche ; aspiration trop secondée, sinon
suscitée par la pieuvre administrative. Tous
employés, c'est l'idéal ! »

Les praticiens modestes, qui font appeler les
célébrités en consultation, prennent leur revanche
dans les réunions intimes, dans les dîners d'arrondissement, où tout le monde se connaît. A
l'heure des épanchements et du champagne, ils
ne se gênent guère pour refaire l'article sur le

grand cabotinage scientifique, qui fut écrit, il y a quelques années, contre un membre de l'Institut, « ne disant pas un mot qui n'ait son motif, ne faisant point un pas qui n'ait son but, » pour tourner en ridicule les allures hautaines, pour divulguer les bourdes et les erreurs de diagnostic des inventeurs de panacées et de microbes. Ils trouvent qu'ils ne prêtent aucune attention à ceux qui les approchent, qu'ils examinent les malades avec trop de désinvolture, qu'ils ne s'intéressent qu'aux cas rares, qu'ils se sont immobilisés avec le temps dans certaines idées fixes, dont il est impossible de les faire sortir, qu'ils prescrivent toujours la même chose, etc. La complainte est longue, et je n'entends pas la rapporter en entier. C'est déjà trop que d'en donner un aperçu. Il nous faut, du reste, descendre quelques échelons. Le spectacle devient de moins en moins intéressant.

Ceux qui ont été internes considèrent à peine comme des confrères les médecins qui n'ont pas concouru, bien qu'ils aient continué à travailler et aient acquis beaucoup d'expérience. — Les disciples d'Hahnemann prétendent être les seuls fermiers de la vérité médicale. L'homœopathie, pour eux, c'est le protestantisme en médecine et ils ne cessent de critiquer le catholicisme allopathique, qui le leur rend bien, du reste.

Mais c'est lorsqu'on opère sur le même terrain, que l'acrimonie et l'injustice des chasseurs atteint le *summum* du paroxysme. On se traite concurremment d'âne bâté, de nullité, d'imbécile ; on prétend que le voisin mérite de manger du foin, qu'il n'a rien compris à la maladie, qu'il est cause, ce pelé, ce galeux, de l'aggravation survenue, qu'il est bien tard pour agir efficacement, etc. — On en arrive vite à suspecter sa droiture, son honorabilité, à lui prêter des mobiles bas, à l'accuser de rapacité, pour peu qu'il y ait eu l'ombre d'une apparence suspecte..., surtout si c'est un adversaire politique. Le combat prend des proportions homériques, lorsque les deux rivaux représentent des opinions différentes et se disputent le titre de maire, de conseiller général, de député. — La moindre peccadille devient cas pendable ; on préjuge le mal et on ne demande de preuves que pour le bien. On commence par admettre l'infamie comme probable, quitte à modifier ensuite son impression.

Un procès retentissant ne nous a-t-il pas appris qu'un médecin avait envoyé du gibier empoisonné à un collègue qui le gênait, pour s'en débarrasser ?

Lorsque la lutte pour l'existence en arrive là, il n'y a plus qu'à jeter un cri d'alarme contre une telle bestialité, qui tendrait à ramener le règne de la force brutale, comme aux temps primitifs.

Le public est toujours égayé par ces vilenies, et ne demande qu'à exciter l'ardeur et la haine des combattants ; mais le prestige de ceux-ci en est toujours abaissé, et il en rejaillit un réel discrédit sur le corps médical tout entier.

Et pourtant les divisions locales reposent souvent sur bien peu de chose, sur un froissement, sur un malentendu qu'il aurait été facile de dissiper. On aurait tant intérêt à s'entendre, à agir de concert. On ne peut songer qu'avec regret au manque de cohésion qui existe entre nous ; nous représenterions une force énorme si nous étions unis, si nous étions plus indulgents les uns pour les autres, moins prompts à déverser le blâme et l'injure, si une chambre syndicale avait pour mission de défendre nos intérêts, de parler haut au nom de l'ensemble, si une sorte de tribunal d'appel pouvait juger en dernier ressort les querelles particulières, avec un esprit arrêté de conciliation et le désir d'user volontiers du droit de grâce.

Le *Concours médical* a déjà largement contribué à opérer des rapprochements fort imprévus ; il continuera son rôle bienfaisant et parviendra encore à dissiper bien des préventions. Mais ce n'est pas assez ; il y a quelque chose de plus à faire. J'entrevois très nettement, pour mon compte, le fonctionnement d'une sorte de conseil de famille, siégeant à Paris, en dehors des influences et des passions de clocher, et permettant aux confrères qui ont des démêlés de laver leur linge sale en petit comité, en dehors de toute publicité malsaine. Ce serait un beau rôle qu'auraient à jouer ces pères conscrits, chargés de rétablir l'entente parmi les membres d'une même famille. L'association générale trouverait facilement dans son sein les éléments de ce tribunal suprême ; ce serait un nouveau fleuron qu'elle ajouterait à sa couronne.

En attendant la réalisation de ce vœu, les médecins doivent bien se pénétrer de cette idée, qu'ils n'ont qu'à gagner à être en bons termes. Il appartient plus particulièrement aux jeunes de préparer la réconciliation et l'union. Les nouveaux venus ont parfois le tort de manquer de déférence envers les anciens ; ils ne font pas de visite après leur installation ; avec la confiance vaniteuse qui caractérise tous les néophytes, ils espèrent en avoir facilement raison et les supplanter prochainement. Le confrère menacé, de son côté, ne voit pas arriver d'un bon œil un concurrent qui peut le faire déchoir, et il n'est guère disposé à lui faire fête. Le terrain étant ainsi préparé, il ne peut en sortir rien de bon. La moindre goutte d'eau fait déborder le calice... au fiel.

« Si le médecin déjà vieilli dans l'exercice de son art, écrivait le Dr Laroche, dans son discours à la séance de rentrée de l'école d'Angers, estime dans son jeune confrère le zèle et le feu de la jeunesse, ce besoin de succès qui grandit le cœur et les forces ; s'il apprécie une éducation théorique précise et les souvenirs tout frais encore des plus brillants enseignements ; ce dernier doit à son tour respecter la maturité de l'expérience, la sûreté d'un savoir éprouvé et ce tact de la pratique que rien ne peut remplacer.

« De premiers rapports, fondés sur ces convenances réciproques, les rapprocheront ainsi peu à peu ; les différences de position et d'importance ne tarderont pas à s'amoindrir, à disparaître ; et bientôt, entre des droits semblables, des relations plus égales encore ne manqueront pas de s'établir. »

Bien des ennuis seraient évités, avec un peu plus de modestie et d'égards, d'une part ; de l'autre, avec un peu plus de tolérance et d'urbanité. Le soleil luit pour tout le monde, et il est naturel que les nouvelles générations, plus affamées encore et plus pressées que les anciennes, cherchent à faire leur trouée. Chacun son tour ici bas. L'essentiel est de ne pas donner trop de horions à ses compagnons de route, si l'on ne veut pas en recevoir à son tour. La violence dans le langage ou les actes ne prouve rien et se retourne toujours contre ceux qui s'en servent !

COUP DE BALAI NÉCESSAIRE

Décidément il devient indispensable de nettoyer les écuries d'Augias, je veux dire ces refuges à forme arrondie, où trois personnes à la fois peuvent déverser, après transformation, les boissons ingérées préalablement. Ces édifices hospitaliers sont en effet devenus le siège d'une réclame écœurante ; les commerçants eux-mêmes n'osent plus y faire apposer d'affiches ; ils sont débordés par les guérisseurs de tous pays, avec ou sans diplôme, qui font croire au public imbécile qu'ils peuvent panser les blessures de Vénus par des procédés aussi rapides qu'anodins. Des individus, qui ne sont pas même médecins, y affirment qu'ils ont des onguents infaillibles pour guérir la syphilis, les écoulements les plus invétérés, le cancer, les hémorrhoïdes et les cors aux pieds. Les mêmes sucs de plantes exotiques ont une action certaine sur les éléments pathologiques les plus disparates. Et les pauvres gogos, qui sont légion, sur notre planète morose, se hâtent de courir chez ces exploiteurs, qui s'empressent d'alléger leur porte-monnaie ; car, si leurs consultations sont gratuites, il n'en est pas de même des drogues qui leur sont délivrées dans l'officine voisine par un compère, à qui cette exploitation rapporte de gros bénéfices.

La peur du mercure, dont les effets désastreux sont représentés sur des planches à sensation, a surtout le don de terrifier le public, et les jeunes gens croient agir prudemment en s'adressant aux pirates qui vivent de cette crainte. Aussi, qu'arrive-t-il ? C'est que les infortunés qui se sont confiés à leur direction présentent plus tard des accidents terribles, des adénopathies tertiaires, des gommes perforantes, des douleurs nocturnes insupportables, des syphilides rongeantes, mutilantes, avec perte de substance, destructions osseuses, des affections du système nerveux d'une haute gravité, etc.

Il est facile de s'en convaincre à la consultation de l'hôpital Saint-Louis. Les sujets qui offrent les accidents les plus graves sont ceux qui n'ont pas été traités de bonne heure, ou qui ont été mal traités, par les procédés insuffisants

ou dérisoires recommandés dans les vespasiennes
des boulevards.

Les syphilides serpigineuses, gommeuses, localisées depuis longtemps (2, 3 ou 4 ans) sur un
point du corps, sur une jambe par exemple, ne
se montrent que dans la syphilis ignorée, lorsque
l'accident primitif a passé inaperçu, à cause de
sa bénignité, ou chez les malades qui n'ont pas
été soignés de bonne heure.

On a amputé et on ampute encore des seins
rongés par la syphilis, en croyant avoir affaire à
tout autre chose. Ces lésions ne sont malignes
que du fait de l'incurie des malades ou d'une
erreur de diagnostic. Elles se rattachent à une
syphilis méconnue, qui n'a jamais été combattue
d'une façon suivie, intelligente et rationnelle.

Il faut donc que les intéressés sachent bien
qu'ils n'ont rien à redouter des pilules de pro-
toiodure ou de la liqueur de Van Swieten, données
avec discernement. Leur emploi, surveillé et proportionné à la tolérance de chaque sujet, ne peut
que donner d'excellents résultats pour le présent
et l'avenir. Il est facile d'arrêter les accidents
hydrargyriques, lorsqu'ils se produisent ; il est
beaucoup plus difficile de réparer le temps perdu,

lorsque le traitement n'a pas été commencé en temps opportun.

L'élément syphilitique vit dans la cellule, lui est associé en quelque sorte et une certaine quantité de mercure est nécessaire pour annihiler momentanément le virus spécifique ; il ne saurait être remplacé par les trompeuses préparations, dites dépuratives, qu'on prétend lui substituer.

Au dernier congrès de dermatologie et de syphiligraphie, le docteur Drysdale, de Londres, a déclaré que la proportion des syphilitiques traités sans mercure et qui arrivent à la période tertiaire était à peu près de 8 0/0, d'après son expérience personnelle, et que c'est pour cette raison qu'il avait abandonné le traitement sans mercure, ce dernier paraissant posséder un pouvoir vraiment prophylactique contre l'invasion des symptômes tertiaires.

J'ajouterai que parmi les diverses nosomanies qui peuvent atteindre les esprits faibles, il faut donner une large place à la crainte de la syphilis, et il importe de ne pas abandonner à des gens de mauvaise foi les sujets qui se croient contaminés, sans motif plausible, ni sans preuves. Ces derniers n'ont que trop de tendances à faire croire à leurs naïfs clients qu'ils sont gravement malades, alors qu'ils n'offrent que des érosions insignifiantes, des vésicules d'herpès, etc.

Le nombre des individus qui sont exploités par les cabinets interlopes ne saurait être évalué; mais on peut affirmer sans crainte qu'il est innombrable :

> O bourbeux océan de la bêtise humaine,
> Quel œil a pu jamais sonder tes profondeurs !

Le docteur Diday l'a dit depuis longtemps : « La foule qui encombre leurs officines s'y façonne à l'empire d'un surnaturel de faux aloi. Elle se persuade — car on l'encourage à croire — que là où un docteur, fort de huit ans d'études, après un examen prolongé du cas, hésite encore, le premier venu des thaumaturges de boutique verra clair en une seconde. Là, je l'affirme, est un grand danger social, danger d'autant plus redoutable que les classes élevées, les classes dites intelligentes, donnent à la multitude le fatal exemple d'y succomber, les toutes premières. »

Il est impossible de ne pas être pris de pitié pour ces ignorants, ces inexpérimentés, qui accordent ingénument leur confiance au premier venu, surtout à ces médecins tarés, qu'on ne peut empêcher d'exercer, « pas plus que l'évêque ne peut empêcher certains mauvais prêtres de porter la soutane. »

La société de pharmacie, à diverses reprises, a traqué sans merci les plus impudents de ces trompeurs, mais les tribunaux n'ont pas eu l'air de comprendre jusqu'à ce jour l'importance de leur intervention et les condamnations ont toujours été trop indulgentes.

Un bon exemple vient d'être donné par la Société de médecine de la Sarthe. Après avoir protesté hautement contre les agissements éhontés d'un pharmacien de la région, elle a communiqué ses décisions au syndicat de la presse médicale de Paris, ainsi qu'à la presse locale et régionale.

Qu'il me soit permis de donner un court extrait du rapport des docteurs Baudry, Le Ball et Fauchard :

« Depuis longtemps déjà la réclame pharmaceutique et médicale a pris des développements inconnus de nos aînés ; dans ces dernières années surtout elle s'est élevée à la hauteur d'une science et d'un art à la fois, se manifestant sous toutes les formes, revêtant des allures plus ou moins discrètes, attirant ou forçant l'attention du public[1]. C'est ainsi que l'on peut voir l'annonce de telle ou telle méthode de traitement, véritable panacée, universelle toujours, s'étaler dans les feuilles extra-médicales, entre celles de mariages riches (célérité et discrétion), et celle de la maison qui n'est pas au coin du quai, — et cela sous des formes dont la variété fait le plus grand honneur au génie inventif des auteurs. »

Ces annonces paraissaient sous le nom de l'inventeur de la méthode, et celui-ci en avait toute la responsabilité morale, comme il en retirait toute la gloire et tous les bénéfices.

« Il était réservé à la ville du Mans d'être à la

---

1. François Coppée, pris de pitié, a consacré une pièce à *l'Homme-affiche*. C'est l'histoire d'un pauvre vieux charpentier, qui, n'étant plus bon à son rude métier et ne voulant point se jeter à l'eau, consent à gagner son pain en se promenant sous une robe d'écriteaux, couvert de placards menteurs, par devant et par derrière, jusqu'à la nuque et jusqu'au menton ; cependant il est honnête le père Eloi, et quelquefois il s'avise de souffrir parce qu'il colporte la fraude ; même il s'indigne tout bas quand il voit

> ....celui qui tira la carotte
> Passer dans sa calèche avec une cocotte !

Le peuple garde souvent une conscience droite.

tête de ce mouvement, et de voir l'un de ses habitants innover en ce genre, et lancer de par le monde un procédé neuf de réclame, l'annonce médicale sous un pseudonyme paré de titres scientifiques brillants.

Depuis quatre années environ, M. R .., pharmacien au Mans, dépose le long de la quatrième page de la presse extra-médicale de Paris, des journaux grands et petits, de tous genres et de toutes couleurs, du *Petit Journal* surtout, dont le grand tirage est un excellent moyen de propagande, et jusque dans les petits établissements intimes de Paris et de notre région, l'annonce d'une méthode infaillible de traitement de toutes les maladies ; il suffit au malade « qui veut guérir » d'envoyer à l'inventeur un timbre de 15 cent., et la brochure est à lui : la modicité de ce prix prouve assez le « but humanitaire » de l'auteur. Mais celui-ci se garde bien de se nommer, et l'annonce est faite au nom de M. S..., membre correspondant des Sociétés de médecine au Mans. Etc., etc... »

Le rapporteur rentre ensuite dans des détails précis sur le genre de publicité dudit S..., dont les agissements démontrent « le mercantilisme de mauvais aloi, s'appuyant sur la simplicité et la crédulité naïve des pauvres malades ».

La brochure contient 14 pages et la correction est sans pitié. Il paraît que le coupable, dénoncé à l'indignation publique, a été à peu près mis dans l'impossibilité de nuire.

Un pareil résultat est encourageant et devrait être le point de départ d'une campagne énergique en ce sens.

Il y a certainement quelque chose à faire.

Des précautions antiseptiques deviennent indispensables. Ne pourrait-on pas, par exemple, surveiller la rédaction de certains placards, ou mieux en interdire l'admission dans tous les refuges de la capitale ?

Leur texte est généralement agrémenté des doléances sans cesse renouvelées des mécontents.

Leurs révélations, peu rassurantes, devraient ouvrir les yeux des imprudents ; mais elles ont simplement pour résultat de provoquer la verve naturaliste de titis, aussi précoces que dépravés, dont le crayon est d'un cynisme révoltant. De pareils dessins peuvent tomber sous des yeux innocents.

Ce ne serait certainement pas faire preuve de pruderie que d'imiter nos voisins d'outre-Manche, lesquels n'admettent pas ces fresques industrielles, même vierges d'appréciations fantaisistes, de profils malpropres et de truculences sadiques.

Une simple ordonnance du préfet de police suffirait probablement pour obtenir ce coup d'éponge purificateur.

A son défaut, les médecins qui siègent à la Chambre, en assez grand nombre, auraient là un excellent sujet d'interpellation ; il leur appartient de prendre l'initiative d'un *tolle* général contre ce débordement malsain, dont leurs électeurs sont les premières victimes.

Ils peuvent, s'ils le veulent, sans être lents comme la justice, couper les chardons sous la dent des exploiteurs qui se vengent sur la société de leur ignorance et de leur félonie.

Et si ces ruffians osent crier à la rigueur, ils auront bien mérité qu'on leur applique le ver classique :

Quoi ! tu veux qu'on t'épargne et n'as rien épargné !

ERREURS POPULAIRES

AU SUJET DES MALADIES DE LA PEAU

I

Dans une communication faite à la Société française d'Hygiène, j'ai protesté jadis contre les propriétés attribuées à tort à l'urine, pour guérir les affections cutanées, et aussi contre les applications intempestives de vésicatoires, qui ont pour but, selon les commères, d'attirer les humeurs au dehors et laissent des cicatrices préjudiciables, sans aucune compensation.

Ce sont des pratiques absurdes et condamnables, qui perdent beaucoup de leur vogue. Mais il en existe nombre d'autres, tout aussi peu efficaces, sur lesquelles il est bon d'appeler l'attention publique. L'abus des corps gras et des tisanes rentre dans cette catégorie : dès que quelqu'un présente de l'acné, de l'eczéma, de l'impétigo, il se trouve toujours une voisine empressée, ou une parente à prétentions pharmaceutiques, pour dénicher un onguent plus ou moins antique, par conséquent plus ou moins rance, qui, le plus souvent, a pour résultat d'augmenter l'irritation, d'accroître l'érythème. Les eczémas, en particulier, sont facilement surexcités et ramenés à l'état aigu par les corps gras, pour peu qu'ils aient subi la fermentation.

Il n'y a pas à s'en étonner, lorsqu'on sait que, chez certaines personnes, dont la peau est très sensible, l'application d'un simple cataplasme, fait avec de la farine de lin qui n'est pas fraîche, ou n'est pas déshuilée, peut être irritante.

C'est surtout au détriment des pauvres enfants, dont la tête et le visage sont recouverts d'une véritable carapace de concrétions melliformes d'impétigo, que s'exerce l'empirisme de tous ceux qui veulent rivaliser avec l'école de Saint-Louis. Comme il en résulte de nouvelles poussées vésiculeuses et une irritation plus grande des surfaces rougeâtres, sur lesquelles la pustulation se produit, on se félicite de ce résultat; tout est pour le mieux; ce sont les gourmes qui sortent, c'est le mauvais sang qui s'en va.

Et l'on prolonge ainsi des mois et même des années, sans aucun profit, sans aucune justification logique, une affection répugnante, qui cède généralement avec facilité à des douches tièdes, aux cataplasmes de fécule de riz ou de poudre fraîche de racine de guimauve bien pulvérisée, au bonnet ou au masque de caoutchouc, au lavage avec de l'eau boriquée à dix pour cent, ou à des compresses imprégnées de la même solution.

Quand il s'agit de l'application de pommades, les médecins eux-mêmes ne se préoccupent pas assez de la valeur et du mode d'action de leurs éléments intrinsèques. Il ne sera pas inutile de poser quelques règles à ce sujet : Le cérat et l'axonge rancissent rapidement; la vaseline, qu'on tend à leur substituer de plus en plus, n'offre pas cet inconvénient et constitue un progrès; mais elle n'est que peu ou point absorbée, surtout lorsque la peau ne présente pas de solution de continuité. On a prouvé par des expériences faites sur de la peau de porc fraîche, tendue sur un tambour, qu'il n'y avait pas pénétration de la vaseline, à la suite de frictions répétées.

La lanoline offre l'avantage de rester neutre

fort longtemps, et d'absorber 200 0/0 de glycérine et 105 0/0 d'eau. Des expériences ont été également faites au tambour et ont démontré l'absorption du cinabre, du soufre et autres corps, préalablement associés à la lanoline.

Comme déduction, on doit employer les préparations de vaseline lorsqu'on ne veut pas que l'absorption se fasse, lorsqu'il s'agit d'agir sur des parasites, comme les poux de la tête et du corps, ou de former une sorte de pansement protecteur, occlusif, ce que l'on obtient en faisant des mélanges de consistance de pâte (exemple : parties égales d'oxyde blanc de zinc et de vaseline), qui sont facilement maintenus sur le visage, dans les régions axillaires ou inguinales.

Cette circonstance de non absorption, qui est surtout vraie lorsque la peau est indemne, permet de joindre une assez forte dose de mercure à la vaseline, et d'éviter les inconvénients d'une action trop profonde, car si l'on touche une plaque de tricophytie avec du nitrate acide, on peut détruire le follicule pileux d'une façon irrémédiable.

La lanoline répond à d'autres indications, sur lesquelles je ne m'étendrai pas ; il me suffira de dire que sa facilité d'absorption la rend précieuse, lorsqu'il s'agit d'agir sur les phénomènes morbides localisés dans les couches profondes de la peau.

II

Après cette petite digression, qui, je l'espère, ne sera pas inutile, je reviens à mon point de départ pour faire le procès des prétendues boissons dites dépuratives, qui sont encore si usitées dans les campagnes et même dans notre bonne ville de Paris : — J'ai souvent entendu dire à M. Besnier, l'homme le plus compétent de France quand il s'agit de pathologie cutanée, qu'il ne faut ajouter aucune valeur aux tisanes de pensée sauvage, de douce amère, et d'une façon générale à la plupart des préparations considérées comme dépuratives. Le mot résonne bien aux oreilles et frappe l'esprit ; mais derrière ce mirage, il n'y a rien. C'est aussi l'avis du professeur Hardy qui, dans son *Traité des maladies de la peau* (page 534), dit ceci, à propos du traitement de la couperose : « On l'a combattue longtemps, à l'aide des purgatifs répétés, des boissons amères, des sudorifiques, des jus d'herbes, et de toutes les préparations qui font partie de la médication dite *dépurante* ; je dois me hâter d'affirmer que tous ces remèdes sont au moins inutiles. »

L'adjonction banale de quelques tisanes sans action a beau faire encore partie du bagage thérapeutique de quelques dermatologistes, esclaves des traditions, ceux-ci, en sacrifiant à des usages populaires difficiles à briser, n'ont en aucune manière l'espoir de purifier spécifiquement le sang de leurs malades.

C'est ce qui les distingue des charlatans criminels, dont les prospectus s'étalent sur les vespasiennes de nos rues[1]. Ces derniers, par ignorance ou pour mieux exploiter leurs victimes, prétendent les guérir uniquement avec l'usage des sucs de plantes et sans l'adjonction du mercure. La peur des pilules de proto-iodure ou de la liqueur de Van Swieten, entretenue par ces boniments fallacieux, fait qu'une foule de syphilitiques ne sont pas traités, de bonne heure, comme il conviendrait. Et, plus tard, ils présentent des accidents formidables, des syphi-

---

1. Voir, à ce sujet, l'article : Coup de balai nécessaire.

lides serpigineuses, gommeuses, localisées, des perforations, des lésions mutilantes et térébrantes de la face et du nez, qui ne se seraient pas produites, si le terrain humain avait été préalablement stérilisé.

C'est, en effet, presque exclusivement dans la syphilis ignorée, et chez les sujets qui n'ont pas été traités au début, que l'on rencontre ces syphilides tertiaires, tuberculo-gommeuses, qu'on a tant de peine à faire disparaître ensuite. Pour réparer le temps perdu, on est alors obligé d'avoir recours largement et simultanément à la médication iodurée et hydrargyrique. Il aurait mieux valu s'y mettre dès la première heure, ou du moins dès la constatation d'un accident-témoin, comme la roséole.

III

Il est un dernier point que je veux aborder, c'est l'emploi de l'alcool à l'intérieur et à l'extérieur. Pour beaucoup d'ouvriers, c'est la panacée universelle ; l'alcool camphré, la teinture d'arnica, se trouvent partout et l'on y a recours indistinctement contre les plaies, les brûlures, les maladies de la peau, etc.

L'eau sédative, qui produit pourtant si facilement de la vésication, lorsqu'elle est concentrée, participe à cette faveur exagérée.

Une bonne goutte, un petit verre de *raide*, pris comme complément, servent à donner du cœur et à tuer les microbes. Or, ces pratiques sont d'autant moins justifiées, qu'on pourrait faire dériver de l'alcoolisme toute une série de dermatoses et en faire même la base d'une classification. L'influence néfaste des spiritueux se fait surtout sentir chez les sujets encore catalogués sous l'étiquette d'arthritiques, dont les émonctoires laissent à désirer d'une façon toute particulière. L'alcool, pris à l'intérieur, ne tarde pas à produire des réflexes faciaux; c'est pour eux une sorte de poison et son ingestion a une influence très fâcheuse sur l'acné, l'eczéma et même le psoriasis. Le fait est bien connu dans les services spéciaux; et les lendemains des sorties accordées aux malades de l'hôpital Saint-Louis sont souvent marqués par des rechutes ou des aggravations. Ces derniers le savent bien et c'est souvent pour prolonger leur séjour dans les salles ou s'y faire accepter de nouveau, qu'ils absorbent de copieuses rasades.

Extérieurement, les lotions alcooliques pures, ou associées à du soufre, ne sont vraiment utiles que dans l'alopécie syphilitique, qu'il ne faut pas abandonner à elle-même, et contre l'acné, qu'elle soit huileuse ou à furfuracion sèche.

Les lotions dites anti-pelliculaires des coiffeurs ne donnent de bons effets que contre l'acné du cuir chevelu, mais irritent les efflorescences superficielles, qu'on désigne à tort sous le nom de pityriasis et qui ne sont que de l'eczéma subaigu, fruste.

C'est même un élément de diagnostic, qu'il est bon de relever.

La conclusion que je voudrais tirer de ces prémisses, c'est que les affections de la peau ne doivent pas être abandonnées au premier venu, pas plus que les autres maladies qui peuvent atteindre l'économie humaine. On les aggrave, le plus souvent, en les traitant d'une façon intempestive, ou en les abandonnant à des médicastres improvisés, et même à des pharmaciens qui ne sauraient avoir une compétence suffisante.

S'il n'arrive pas d'accidents plus fréquemment,

cela tient à la tolérance du plus grand nombre des individus ; mais il en est d'autres, chez lesquels le tégument est à ce point irritable, que l'application la plus légère fait naître quelquefois des altérations hors de toute proportion.

D'ailleurs, la susceptibilité de la peau est très variable, à différentes époques, chez la même personne ; elle est régie par des conditions très complexes d'âge, de sexe, d'état pathologique accidentel, de trouble fonctionnel ou matériel du système nerveux, etc.

Si bien qu'une pommade, qui aura été inoffensive une première fois, peut produire des désordres graves, six mois après.

La nécessité d'une réserve extrême, dans l'application externe des substances irritantes ou toxiques, s'impose dans les cas les plus anodins en apparence. Les plaques de psoriasis les plus plâtreuses, les placards d'eczéma les plus torpides, les dermopathies de tout ordre, les plus indolentes en apparence, peuvent se réveiller tout à coup et s'aggraver, par suite de l'absorption des substances médicamenteuses employées. Le bain sulfureux lui-même que l'on prescrit encore si facilement, avec des doses élevées de trisulfure, probablement en y attachant une action anti-parasitaire, entraîne fréquemment des exacerbations et peut transformer en eczéma *rubrum* généralisé un eczéma fort rudimentaire.

Il ne sera pas inutile d'ajouter, avec M. Jacquet, que bien des affections prurigineuses ne sont pas des lésions cutanées (prurit, prurigo, urticaire); que ces lésions sont factices, artificielles, produites par des influences extérieures agissant sur la peau atteinte de lésions vaso-motrices. Autrement dit : *la lésion cutanée est une lésion nerveuse que le grattage a transformée en lésion dermique.* Le prurit est devenu éruptif. La preuve, c'est que l'examen histologique de la peau malade n'y a montré que des lésions de dermite aiguë, — c'est encore que le simple pansement ouaté, légèrement compressif, laissé en place 10 jours, a guéri rapidement ces cas. Pour que ce traitement réussisse, le pansement doit être absolument hermétique : incomplet, il ne ferait qu'exaspérer le mal.

Mes conseils de prudence se trouvent donc très bien justifiés.

En résumé, sans vouloir favoriser l'incurie qui porte à dire, en présence d'une dermopathie qu'on n'a pas appris à traiter : « ce n'est rien, ça passera tout seul, » je voudrais garantir les intéressés contre les conseils imprudents et les directions hasardées. Qu'ils sachent bien que les propos de la première bonne femme venue ne sauraient remplacer l'expérience des spécialistes les plus recommandables. Ils sont en France assez nombreux et assez dignes d'estime, pour qu'on s'adresse à eux en toute confiance, et sans retard préjudiciable !

APHORISMES SUR LA PROFESSION
MÉDICALE

Quand Dieu eut décrété que le mensonge serait un péché, il fit aussitôt une exception pour les médecins, et leur permit de mentir autant de fois par jour qu'ils rencontreraient de cas incurables. Remonter les courages défaillants, dire des paroles d'espoir auxquelles nous ne croyons pas toujours, ce n'est pas mentir, en effet, c'est faire, hélas, le seul traitement qui convienne à bien des maux !

*
* *

Le troisième commandement du code de la chevalerie, d'après M. Léon Gautier, était ainsi conçu : « Tu auras le respect de toutes les faiblesses et t'en constitueras le défenseur. »

Ce mot d'ordre n'est point devenu lettre morte, lorsque la chevalerie disparut. Il a été recueilli par bien des médecins et, pour plus d'un, il est la loi. Sans le savoir, peut-être, ils l'ont adopté

pour devise dans leur œuvre de commisération
et de salut. Non seulement ils respectent la faiblesse, mais ils la guérissent, la font disparaître
et ne craignent pas de pénétrer au plus profond
des désespérances humaines, pour y découvrir
quelque misère plus lamentable que les autres,
afin de la secourir.

*
* *

Les médecins savent très bien qu'après l'égoïsme
de celui qui est malade, il n'y a rien de plus
commun que l'ingratitude de celui qui est guéri.
Cela ne les empêche pas de se consacrer à la
grande famille des déshérités. Le bien est un
engrenage : une fois le cœur pris, il faut que
tout l'être y passe !

*
* *

Notre rôle est de nous oublier pour ne songer
qu'aux autres ; de prendre soin des malheureux
pour leur être utile et non pour qu'ils en soient
reconnaissants ; d'avoir constamment un sentiment de charité qui brûle au fond de l'âme,
pour la purifier et l'échauffer ; d'avoir le génie

du sacrifice et l'amour de tous ceux qui souffrent. La vie du médecin appartient à son devoir et non à son bonheur !

*
* *

La nature est inépuisable dans l'invention des supplices qu'elle inflige aux humains, qui heureusement ne sont que des mortels ; on dirait qu'elle s'ingénie à dérouter la science et le dévouement. Peine perdue : plus le mal est horrible et repoussant, plus la thérapeutique fait d'efforts pour soulager et calmer, plus la charité se fait active, ardente et courageuse. Quelque effroyable que soit la tâche, jamais un vrai disciple d'Hippocrate ne recule.

*
* *

N'oublions pas, dans les heures de découragement, que, si le monde est profondément égoïste, il méprise pourtant ceux qui ne pensent qu'à eux et admire toujours le vrai dévouement.

*
* *

Il vaut mieux que l'on abuse de notre confiance ou de notre bonne volonté, que si nous avions à

nous reprocher notre indifférence à l'égard de
ceux qui peuvent avoir besoin de nous. Lors
même que notre générosité serait méconnue, la
certitude d'accomplir un devoir, le plaisir de
faire le bien, doivent nous consoler de la décep-
tion de n'avoir obligé que des ingrats.

*
* *

Nous nous privons, chaque jour, d'autant de
bonheur que nous omettons de bonnes actions.
C'est une maxime à rappeler à notre société
décadente, où tant de gens, au lieu de penser à
faire leur devoir, se préoccupent surtout de faire
leur chemin.

*
* *

On a raison de glorifier les médecins qui sont
victimes du devoir professionnel. A la fin de 1787,
Girod, un médecin distingué de la Franche-
Comté, mourut en soignant les varioleux : « Ne
me plains pas, dit-il courageusement à un ami,
je meurs sur le champ de bataille. »

*
* *

Nous ne devons jamais oublier le distique inscrit au dessus de la porte centrale du grand amphithéâtre de l'École :

Ad cædes hominum prisca amphitheatra patebant; ut longum discant vivere nostra patent.

*
* *

« Pressez toutes choses, a-t-on dit, et un gémissement en sortira. » En effet, les confidences que nous recevons sont des portes par lesquelles la joie passe à pas précipités et le chagrin à pas lents. Par conséquent, il faut être armé de commisération ! — Si notre front a des rides, notre cœur ne doit pas en avoir.

*
* *

Ne te plains pas, confrère, si la vie n'a pas réalisé toutes tes espérances ; songe, pour t'apaiser, qu'elle n'a pas non plus justifié toutes tes craintes.

Hélas ! le monde est un bazar, où les profits ne sont pas tant pour les marchands, qui y apportent

les ballots les plus précieux, que pour ceux qui
y font le plus d'étalage. Mais bast, de toutes les
habiletés, la plus grande est encore d'être honnête et d'agir noblement.

* *
*

Plus que noblesse, bonheur oblige !

Les médecins arrivés, fortunés, doivent se
souvenir, plus encore que les autres hommes,
car ils ont vu la misère de plus près, que
l'aumône est le sel qui empêche les richesses
de se corrompre. Heureux les riches, puisqu'ils
ont le moyen de consoler. La vie est courte et il
n'y a pas de temps à perdre.

* *
*

Quand celui qui souffre conserve encore une
étincelle d'espoir, que ce soit croyance ou super-
stition, ne soufflons pas, a dit Dumas, sur cette
chétive lueur qui épargne au moins l'horreur
des ténèbres : ce serait de l'impiété inutile. »
Cela n'empêche pas de partager les opinions du
docteur Rameau, « qui communiait tous les
jours par le travail, » et sa prière était fort

belle, elle disait : « Nature, donne-moi la force de pénétrer tous tes secrets, afin de secourir mes semblables et de les empêcher de souffrir. Ainsi soit-il. »

*
* *

Il ne suffit pas de prendre un air austère et de s'habiller comme Caton, pour en avoir les vertus.

*
* *

La véritable pitié, de même qu'elle est active, doit être pratique. Elle ne s'enfuit pas dans les transcendances, elle reste sur la terre, son vrai domaine, à panser les plaies des blessés, à laver les pieds meurtris, à sécher les larmes qui coulent. Sans doute elle ne dédaigne pas les paroles. Les paroles sont des dictames qu'elle doit savoir appliquer, mais elle va plus loin que leur bruit; derrière les bienfaits qu'elle sème, elle vise jusqu'à la justice, et, mécontente des palliatifs inventés par la demi-bonté, elle rêve d'installer sur la terre le règne nouveau, fait d'équité et de bienveillance (E. Rod). La poursuite de ce règne est la plus noble tâche ouverte à notre activité.

***

Si tu as l'âme fière, suis le droit chemin ; tu n'y seras pas coudoyé.

Au soir de l'existence, lorsque le crépuscule de l'âge nous enveloppe, tout médecin qui cherche dans le passé un point d'appui pour ses espérances futures, doit pouvoir se retourner avec attendrissement vers les heures où il s'est dévoué sans réserve et sacrifié sans mesure. — Cela seul mérite d'être embaumé dans le souvenir. Amours, glorioles, vanités, ambition, tout s'est dispersé au souffle des années ; parfois il n'en reste qu'un regret.

Bienheureux, au contraire, seront ceux d'entre nous, qui, au moment d'être relevés de la faction de la vie, pourront se dire qu'ils n'ont pas négligé d'être utiles à leurs semblables.

***

A part quelques rares exceptions, en faveur des célébrités, notre profession est assurément celle qui conduit le moins souvent à la richesse, si facilement réalisée dans d'autres positions. Ne nous en plaignons pas ; c'est peut-être notre plus beau titre à l'estime publique que de prodiguer gratuitement nos services, alors que toutes les autres professions ne s'exercent jamais sans salaire.

*
* *

Le cœur du médecin doit être un pur diamant ayant pour facettes : la bonté, la douceur, la tolérance, la loyauté. — La douceur, c'est la flûte d'Orphée : rien ne lui résiste.

*
* *

La vie, empoisonnée par les maladies et les infirmités, est un voyage de désagrément, pour lequel il n'existe pas de billets de retour. Malgré les amertumes de la route, il y a une réelle satisfaction à sentir qu'on se transforme avec les années, qu'on reflète toujours plus d'images, qu'on a plus d'idées dans la tête, si on a moins de cheveux dessus. — Le culte de la science, des lettres et des arts, nous procure les joies les plus vives. Travailler à son perfectionnement et au bonheur des autres, toute la vie est là.

*
* *

La chance!... Je ne sais rien de plus bête que ce mot-là. La chance a beaucoup de noms : elle s'appelle tantôt le travail, tantôt le courage, la persévérance, le savoir-faire, le talent. — Mais ce mot tout sec, la chance, est un pseudonyme du succès, inventé par les envieux pour déprécier le mérite de leurs confrères.

*
* *

Le nervosisme est la maladie de notre génération et particulièrement des Parisiennes ; elles réservent leurs sourires pour le dehors et leurs agacements pour leur intérieur. Aussi, le mari qui est d'humeur douce et conciliante, lorsqu'il a compris qu'une crême à la vanille et une pile électrique ne peuvent pas faire bon voisinage, commence par appeler un médecin, mais se hâte ensuite de déserter le logis.

Dans les premiers temps, il cherche à conjurer l'orage, en devenant poétique, vers le soir; peu à peu et à la longue il use de toutes les ressources qu'un homme inventif peut imaginer pour se donner congé, la chasse, les voyages, les conseils d'administration, les réunions politiques, etc...

C'est autant de pris sur l'ennemi, je veux dire les nerfs provocateurs de son aigre moitié.

On a même vu des maris pousser la galanterie jusqu'à en mourir !

*
* *

Il est une maladie très répandue, contre laquelle nous ne pouvons rien ; c'est la banalité, cette lèpre moderne, beaucoup plus redoutable que celle d'autrefois.

*
* *

La bonté est la coquetterie des cheveux blancs, le charme de quelques vieux praticiens : comme au terre-neuve, il leur faut quelqu'un à qui se dévouer et ils se font une félicité avec tous les malheurs qu'ils n'ont pas.

La bonté est d'ailleurs une réserve de bonheur, puisqu'elle fait jouir du bonheur des autres quand on a perdu le sien.

*
* *

Les bouquins et les livres, que les marchands entassent sur les parapets des ponts et les quais de la rive gauche, m'ont toujours fait l'effet d'un rempart garni de sentinelles, abritant le Paris studieux contre la futilité et l'égoïsme de l'autre.

*
* *

Il est tout naturel que les jeunes gens des écoles n'aient pas grand plaisir à séjourner dans leurs petites chambres, si froides et si modestes. — Je conçois qu'il soit agréable pour eux, après avoir bûché énormément tout le long du jour, à l'école pratique ou dans les hôpitaux, de retrouver à la brasserie leurs camarades et de causer de tout ce qui n'est pas la politique. Ces lieux de réunion, où l'on peut pourtant être libre comme dans la solitude, évitent l'horreur d'être seul. Mais il est permis de se demander si le jeu en vaut la chandelle, ou, pour parler plus exactement, les aveuglants becs de gaz? — Pour le plaisir d'échanger des vocables, de faire flamber la pyrotechnie des mots et des phrases, il faut subir les criminelles absinthes, les tragiques vermouths, les bitters dénaturés, la bière obnubilante et autre mixtures perfides c'est chèrement payé !

Les bibliothèques et les cabinets de lecture de la Montagne-Sainte-Geneviève excitent à lire comme les cabarets, artistiques ou non, provoquent à boire, seulement leur breuvage est plus sain. En effet, les bons livres endorment les angoisses de l'esprit et sont excellents pour la santé morale. — Malheureusement, beaucoup de futurs médecins et de futurs magistrats délaissent la Sorbonne pour les cours du soir de la maison Bullier et leurs journées sont consacrées à prendre des répétitions dans les brasseries à femmes ; ils trouvent plus de saveur au jus du houblon qu'au jus romanum.

*
* *

La vue de la pauvreté est saine, quoique attristante. Le passant qui voit un infirme se dit : Je pourrais être comme lui et il est ensuite plus disposé à accepter son sort. Il s'attendrit et fait un effort pour tirer un peu de monnaie de sa poche, c'est peut-être cet effort qui sauvera son âme. C'est à coup sûr un premier pas, dans une bonne voie, que de devenir attentif aux misères humaines.

*
* *

Commençons par admirer ce que Dieu nous montre et nous n'aurons pas le temps de chercher ce qu'il nous cache.

*
* *

Il en est des consciences comme des estomacs : les unes se soulèvent plus facilement que les autres.

*
* *

Le médecin et le coiffeur sont les seuls hommes qui puissent mettre la main sur la figure de leur semblable, sans que celui-ci leur en demande raison.

*
* *

En constatant les progrès effrayants de la chimie, en voyant que cette science favorise surtout la sophistication des denrées alimentaires ou engendre des combinaisons terribles comme la dynamite, la mélinite, on est porté à entrevoir l'extermination finale de la race humaine. Il semble que Dieu ait besoin de la planète pour un autre essai et qu'il nous la redemande.

*
* *

Rien n'est moins poétique que la nature et les choses naturelles, que la naissance, la vie et la mort. Le mouvement animal du monde est, en fin de compte, une décomposition et une recomposition de fumier. C'est l'homme qui a mis, sur toute cette misère et ce cynisme de la matière, le voile, l'image, le symbole, la spiritualité embellissante.

*
* *

Quand on a senti la mort passer tout près, quand on a failli voir disparaître une de ces existences qui sont la nôtre même, on comprend alors que peut-être la vie, affreuse, inique et féroce, vaut encore mieux que le néant.

La disparition soudaine des enfants et des jeunes filles m'a toujours fortement impressionné. Pourquoi donc naître, si c'est pour mourir aussitôt? — Qu'ont-ils donc fait pour mériter leur mal, ces pauvres êtres?

Quelle est donc la barbare puissance qui les donne et les reprend au hasard de son caprice et fait de leur court passage en ce monde une source intarissable de larmes?

Nous devrions peut-être leur porter envie à ces chers petits êtres, dont les yeux se ferment sans avoir vu rien autre chose que des sourires et de la bonté.

***

Demain, c'est le destructeur de tous les bons projets, de toutes les bonnes résolutions. C'est un mauvais sujet qui trompe et tranquillise la conscience des paresseux.

Demain, c'est aussi le repos entrevu ; c'est la paix pour les cerveaux échauffés, que la lutte pour la vie met en ébullition. Ce mot magique de demain, pour le plus grand nombre des médecins de Paris, qui ne cessent de gravir des étages, c'est le sésame des palais enchantés, ou plutôt de la maison ignorée n'importe où, avec du chèvrefeuille à ses murs, un jardin fleuri avec son monticule enfantin de rocaille et le vieux marronnier, où l'on s'abrite pour les soirs d'été.

Après chaque journée laborieuse, remplie par les mêmes fatigues ou les mêmes dégoûts, nos confrères affairés, esclaves qui méditent toujours d'échapper à leur glèbe, s'endorment avec ce rêve berceur et trop souvent... menteur

Puisse-t-il devenir une réalité pour vous, mon cher lecteur!

———————

ANECDOTES MÉDICALES

Un dentiste venait de recevoir une rétribution qu'il considérait comme insuffisante. Il demanda ironiquement au client si les honoraires perçus étaient pour son domestique. — Non, répondit celui-ci, c'est pour vous deux.

*
* *

On engageait un médecin à voyager, à se reposer. — Je me garderai bien, dit-il, de prendre un congé. La clientèle est comparable à la flanelle ; elles ne peuvent pas être quittées un seul instant. Le médecin qui s'absente court les mêmes risques que l'amant qui quitte sa maîtresse ; il est à peu près sûr, au retour, de trouver un remplaçant.

*
* *

Un professeur interroge un élève sur la pathologie et n'obtient que des réponses évasives et insuffisantes :

— Que feriez-vous, si vous aviez une fièvre typhoïde à traiter?

L'étudiant bredouille quelques phrases incohérentes.

— Et s'il surgissait des complications, comment vous y prendriez-vous pour les combattre?

— Je vous ferais appeler en consultation, se hâte de répondre le candidat.

Inutile d'ajouter qu'il fut reçu avec une bonne note.

***

Causerie entre deux membres de l'Académie de médecine :

— Ah! C'est vous qui soignez le baron de Pulor, ce détrousseur judaïque qui n'a jamais eu une bonne action à se reprocher.

— Sa figure respire pourtant l'honnêteté!...

— En effet, le malheur est qu'il a la respiration courte. Il a toujours un énorme diamant à sa chemise ; on dirait une lanterne sur des démolitions.

— Et quel âge se donne la baronne ?

— Trente-cinq ans.

— Je la reconnais bien là... elle est tout aussi avare que son mari.

— Il paraît que ce dernier a eu pas mal d'aventures ; on prétend que, récemment encore, il aurait pris à une jeune fille son honneur.

— Cela lui en fera un.

— Voici le conseil qu'il a donné à son fils : Efforce-toi toujours de suivre l'exemple de ton père. Il faut gagner de l'argent par des moyens honnêtes et permis ; pourtant, si cela n'est pas possible, il faut en gagner tout de même.

—Il est surtout sans pitié pour ses adversaires ; il se venge terriblement de leurs sarcasmes lorsqu'il le peut... œil pour œil... cent pour cent !

*
* *

La mère d'un jeune médecin le pressait depuis longtemps d'épouser une jeune fille, maigre comme un vendredi, qui ne possédait de son sexe que la robe, mais qui était aussi riche qu'étique. — Il se faisait tirer l'oreille et cherchait ailleurs une fiancée, plus munie de fossettes et d'avantages extérieurs.

— Elle a cinq cent mille francs de dot, lui disait-on.

— Oh! ce n'est pas une dot ; c'est une indemnité.

Un jour que ses parents l'engageaient à ratifier leur choix : — Rien ne presse, répondit-il avec désinvolture, faisant allusion à la rectilignité de leur protégée, si je ne trouve pas mieux, elle sera ma planche de salut!

**

On racontait qu'un médecin, dont la vie avait été fort exemplaire, venait de se confesser à son lit de mort : Ah! le pauvre ami, s'écria un de ses clients, il pouvait y avoir bien des péchés dans sa vie, mais il n'y avait certes pas une faute.

**

Un des amis de Ricord lui disait, quelques jours avant sa mort, qu'il n'avait vraiment pas mauvaise mine.

— Je ne vous conseille pas, reprit-il, de prendre des actions sur cette mine-là.

**

Une de nos célébrités médicales, qui a pris la bonne habitude de se faire payer convenablement, reçut dernièrement des honoraires dérisoires d'un richissime financier, proche parent du baron Rapineau. Au lieu de se fâcher, il lui rendit gracieusement ses honoraires : Gardez, lui dit-il, je ne prends rien aux pauvres !

*
* *

Le docteur X, qui est fort riche, s'est présenté dernièrement à la députation dans le département de... où vous voudrez. — Son élection dépendait de la bienveillance d'un seul meneur, fort influent, qu'il avait en vain essayé de conquérir. — Après mûre réflexion, voici comment notre spirituel confrère s'y prit pour acheter la protection de ce personnage tout puissant, qui avait la réputation d'être fort intéressé.

Il lui rendit une dernière visite : — Je vais repartir, lui dit-il; du moment que vous m'avez refusé votre appui, je n'ai plus rien à espérer ici.

— Qu'en savez-vous? répond l'électeur influent avec un sourire madré ; il ne faut jamais jurer de rien et vos chances peuvent grandir tout à coup.

— Mes chances à moi, réplique le docteur X..., je les connais si bien, que je suis prêt à vous parier vingt mille francs que je ne serai pas élu.

— Je tiens le pari, s'écrie notre homme, en

attirant la main du candidat et en frappant dedans comme s'il venait de conclure un marché.

Inutile d'ajouter que le nom du docteur X... est sorti victorieux des urnes.

*
* *

On annonce au Dr Ballet la mort d'un vieil usurier, qui a été mêlé toute sa vie à une foule d'affaires, où un lynx n'aurait pas vu clair et un honnête homme encore moins... il vient de rendre son âme à Dieu.

— Je doute, s'empresse d'ajouter le sympathique agrégé, que Dieu tienne beaucoup à une restitution aussi malpropre.

*
* *

Le professeur X..., qui prodigue à toute occasion sa verve intarissable et sa contagieuse bonne humeur, a failli mourir. Une fois en convalescence, voici ce qu'il écrivit à un de ses amis : « Me voilà encore tiré d'affaire...; ma famille a fait venir le curé, mais j'étais tellement saturé de morphine, que je n'ai rien entendu de ce qu'il m'a dit... Je suppose qu'il ne m'a pas donné de mauvais conseils ; j'aurais été, d'ailleurs, incapable de les suivre. »

Du même. — On lui vantait une pommade contre l'alopécie... Oui, ajouta-t-il en incrédule, elle serait capable d'arrêter la chute du Niagara.

*
* *

Le Dr M... est toujours en courses ; on ne le rencontre qu'exceptionnellement dans son cabinet. — Un de ses clients le croise dernièrement sur le boulevard : « Ah ! docteur, s'écrie-t-il tout joyeux, comme je suis content de vous trouver chez vous. »

*
* *

Un médecin demande des réparations à son propriétaire et insiste surtout pour que celui-ci fasse retapisser son cabinet :

— Le propriétaire. — Eh bien, pour être tout à fait couleur locale, nous pourrions employer du papier Fayard.

— Le docteur. — Ce serait un peu triste.

— Alors, puisqu'il vous faut quelque chose de gai, je vous recommande le papier Rigollot.

*
* *

Une personne bien intentionnée conseille au docteur Z..., un célibataire endurci, de se marier. Celui-ci fait une moue dédaigneuse : — Merci, dit-il. Le mariage, vous le savez, c'est le paradis ou l'enfer. Or, je ne suis vraiment pas digne du premier, je le reconnais humblement, et, pour l'autre, je désire attendre le plus longtemps possible.

*
* *

Le grave professeur Charcot a quelquefois le mot pour rire. Un de ses internes lui annonce qu'une des hystériques du service, forte comédienne, a continuellement des syncopes : Mettez-la devant un miroir, ordonne le maître ; je suis sûr qu'elle ne se trouvera pas mal !

*
* *

Devise d'un étudiant en médecine, qui, tout en étant assidu à l'école pratique, n'en est pas moins ami de la bonne chère :

Je dissèque et bois de même !

*
* *

Le Dr Péan va opérer un riche banquier. Il pousse des exclamations admiratives sur le furoncle dont le fils d'Israël est porteur.

— J'affirme, dit le chirurgien, que je n'en ai jamais vu d'aussi beau.

Puis, se tournant vers son aide, il ajoute à voix basse : Il faut toujours flatter le client !

*
* *

Réflexions du docteur X... : Voilà bien l'inconséquence des hommes ! On a fait une célébrité à Parmentier pour avoir acclimaté en Europe un tubercule, et on porte aux nues le Dr Koch parce qu'il en détruit un autre.

TABLE DES MATIÈRES

PRINCIPALES PUBLICATIONS

Du Docteur GRELLETY

1873. De l'hématurie dite essentielle. In-8 de 70 pages.

1874. Vichy médical. Guide des malades à Vichy. In-12 de 360 pages.

1876. De l'hygiène et du régime des malades. In-18 de 80 pages. — 2ᵉ édition en 1884. — 3ᵉ édition in-12 de 134 pages en 1888.

Du merveilleux au point de vue médical. G. Baillère, in-8 de 86 pages.

1877. Influence de l'abus du tabac sur le tube digestif. (*Médaille.*)

1878. Contribution à la thérapeutique de quelques dermatoses de nature arthritique. In-8 de 48 pages. G. Baillière.

1879. Bibliographie de Vichy, suivie d'une notice sur les eaux et le traitement du diabète. In-8 de 70 pages. *Couronné par l'Académie.*

Du climat de Nice et des maladies traitées dans cette ville, particulièrement de la phthisie. In-8 de 80 pages. Typographie Hennuyer.

Des divers traitements de la fièvre typhoïde. *Couronné au concours par la Société médicale de Tours.*

1880. Une cure thermale aux eaux de Vichy pendant le xvɪɪᵉ siècle. *Revue scientifique*, nº du 27 mars.

Le mariage, ses charmes et ses devoirs. Edition elzévir sur papier de Hollande, in-12 de 120 pages. Imp. Protat. *Médaille d'honneur de la Société d'encouragement au bien.* 2ᵉ édit. en 1891.

Des principales complications du diabète. In-8, Lyon.

Analyse et compte rendu des 17 thèses d'agrégation en médecine soutenues en mars 1880. G. Masson, in-8 de 130 pages.

1881. Notice sur les eaux de Vichy et réfutation de la prétendue cachexie alcaline. In-18 de 74 pages, traduit en plusieurs langues.

Des précautions hygiéniques à prendre contre la fièvre typhoïde. In-8 de 24 pages, publié par la *Société française d'hygiène.*

Traité élémentaire de la fièvre typhoïde. 1 volume de 420 pages.

1884. Traitement du psoriasis par la traumaticine chrysophanique.

Pour tuer le temps. Livre d'heures... perdues. In-12 de 300 pages.

1885. De la lithiase biliaire et de la pseudo-gravelle hépatique. (J. de méd. de Bordeaux, 27 septembre.)

1886. Vichy et ses eaux minérales, 4ᵉ édition, in-12 de 530 p. A. Delahaye et Lecrosnier.

1887. Des accidents cutanés produits par le bromure de potassium.

De la syphilis conceptionnelle (2 brochures de 20 p. chacune).

1888. Inconvénients du silence imposé dans les pensions pendant les repas. In-18 de 15 p.

1888. De l'influence de la menstruation et des états pathologiques de l'utérus sur les maladies cutanées. In-12 de 35 pages.

1889. Indications de la cure de Vichy. In-18 de 46 pages.

Une série de feuilletons dans le *Concours médical.*

1890. Contribution à l'étude des gros calculs biliaires.

1891. Notes et impressions. In-18 de 200 p. Imp. Delacroix.

Guide hygiénique et alimentaire dans les maladies du foie.

En préparation : Histoire illustrée des communes du Périgord.

MACON, PROTAT FRÈRES, IMPRIMEURS

VICHY

—

Depuis l'année 1872, Vichy est vraiment chaque été le rendez-vous des cinq parties du monde, ce dont on se rend facilement compte en consultant la liste des étrangers venus à ses sources.

La réputation de Vichy est trop grande, trop universellement répandue pour qu'il soit nécessaire de la rappeler ici. La célèbre station a conquis de haute lutte un titre qui se passe de commentaires : on l'a appelée la *Reine des eaux*. En effet, elle n'a pas de rivale en France.

L'hiver, Vichy conserve encore la physionomie d'une grande ville.

Les nombreuses expéditions de la *Compagnie fermière*, le personnel considérable qu'elle emploie à ses différents services, y entretiennent beaucoup d'activité.

Plusieurs centaines d'ouvriers sont occupés toute l'année à l'extraction des sels, à la fabrication des pastilles et des sucres d'orge, qui s'expédient par milliers de kilogrammes, et surtout à la mise en bouteilles et à l'expédition des eaux de toutes les sources, qui, de la gare d'emballage de la *Compagnie fermière*, partent pour tous les points du globe en quantités considérables.

Le Casino peut être considéré avec raison comme l'un des édifices les plus élégants qui aient été construits en ce genre. Aussi l'affluence y est considérable, durant la saison thermale. Les spectacles y sont renouvelés chaque soir, et son orchestre a conquis les suffrages de tous les amateurs de bonne musique.

Des parcs ravissants, d'intéressantes promenades, des distractions de toutes sortes, viennent ajouter leurs attraits à ceux qui précèdent.

ÉTABLISSEMENT THERMAL DE VICHY

Cet établissement est aménagé avec les perfectionnements les plus nouveaux. Il est pourvu de tous les appareils hydrothérapiques, que la thérapeutique thermale peut avoir à employer.

L'ensemble de l'établissement thermal comprend deux bâtiments principaux et les bains de l'hôpital.

Le premier de ces établissements, affecté *aux bains de première classe*, se compose de cent baignoires, sans compter les cabines pour les douches de toutes espèces. Une immense galerie-promenoir le traverse du nord au sud et donne accès dans les galeries de bains.

Le deuxième établissement thermal, affecté *aux bains de deuxième et troisième classe*, entièrement séparés entre eux, contient cent quatre-vingts baignoires de deuxième classe et vingt-quatre de troisième, sans compter les cabinets pour douches.

La saison des cures commence au mois de mars, mais

elle ne s'ouvre réglementairement que le 1er mai pour l'hôpital militaire, le 15 mai pour l'établissement thermal.

La clôture officielle de la saison a lieu dans tous les établissements le 30 septembre ; mais, quand l'automne est favorable, les cures continuent avec un égal succès au delà du mois d'octobre.

Les sources de l'établissement thermal, propriété de l'État, exploitées par la Compagnie fermière, sont :

1° La Grande Grille ; 2° le puits Chomel ; 3° l'Hôpital ; 4° la source Lucas ; 5° la vieille source des Célestins ; 6° la source de la grotte des Célestins ; 7° la nouvelle source des Célestins ; 8° le Parc ; 9° Mesdames ; 10° Hauterive à quelques kilomètres.

Tout baigneur arrivant à Vichy fera bien de se faire inscrire à l'établissement thermal, de manière à pouvoir choisir l'heure de sa série et sa cabine de bain.

SOURCES DE VICHY

Un mot sur chacune de ces sources célèbres, qui jouissent depuis des siècles d'une vogue, que leur efficacité incontestable et incontestée suffit pour expliquer.

LA GRANDE GRILLE. — De toutes les sources de Vichy, c'est la plus importante, la plus connue, la plus utile, la plus fréquentée.

Son nom lui vient d'une grande grille en fer, qui autrefois la protégeait, et que les travaux modernes ont fait disparaître. Elle est située dans le grand établissement thermal, à l'extrémité de la galerie des sources.

De toutes les sources de Vichy, celle de la *Grande Grille* est celle qui répond le mieux, dans l'esprit, à l'idée qu'on se fait d'une source thermale jaillissante.

Au centre d'un bassin circulaire, l'eau bondit et bouillonne. Ce phénomène de l'ébullition est dû à la pression souterraine et à la grande quantité de gaz carbonique dont la source est saturée.

La *Grande Grille* contient 4 grammes 88 de bicarbonate de soude par litre. Elle est par conséquent très active. Elle ne communique à l'estomac aucune sensation trop vive, et la grande majorité des malades la prend sans peine et la digère sans effort.

Elle est, avant tout, indiquée dans les affections du foie, dans les engorgements des viscères abdominaux et surtout contre les coliques hépatiques, qui accompagnent la lithiase biliaire. La *Grande Grille* réussit exceptionnellement contre ces terribles souffrances. Des malades qui avaient des crises presque quotidiennes, partent absolument guéris, après une cure de trois semaines.

Les moins favorisés, c'est-à-dire ceux qui continuent à s'exposer aux influences, cause première de leur affection, restent indemnes pendant des mois et des années. Ils parviennent à se maintenir et à concilier les exigences de leur santé et de leur profession, en buvant de l'eau transportée, et en renouvelant la cure alcaline, le plus souvent possible.

Nous insistons sur ces heureux effets, que l'expérience démontre journellement, depuis des siècles.

SOURCE DE L'HOPITAL. — Cette source jaillit dans un vaste bassin où son débit est considérable, ce qui permet d'assurer non seulement la consommation locale et extérieure, mais aussi le service des bains et des douches.

L'eau de l'Hôpital offre beaucoup d'analogie avec la *Grande Grille*, mais elle est moins excitante et convient aux malades délicats, nerveux, n'ayant besoin que d'être légèrement stimulés. Cette source est indiquée dans les affections des voies digestives, pesanteurs d'estomac, digestions difficiles, inappétence, en un mot dans la plupart des dyspepsies gastro-intestinales.

PUITS CHOMEL. — Cette source est la plus chaude des eaux de Vichy ; elle fut découverte en 1775.

Sa buvette est surtout fréquentée par les personnes d'une certaine susceptibilité des organes respiratoires ; par celles qui, atteintes d'une indisposition passagère de la gorge ou des bronches, ne veulent pas interrompre leur traitement.

On l'utilise aussi en pulvérisation et en gargarisme.

SOURCE LUCAS. — Cette source est moins fréquentée que la *Grande Grille* et l'*Hôpital*, et cependant sa température intermédiaire devrait la rendre précieuse dans tous les cas où l'eau chaude et l'eau froide sont mal supportées, lorsqu'on ne veut agir qu'avec ménagement.

Elle est employée non seulement en boisson, mais aussi en applications et en lavages contre beaucoup d'affections de la peau ; son action est très énergique.

SOURCES DES CÉLESTINS. — Les sources des Célestins doivent leur nom à un couvent de Célestins, qui existait jadis dans l'endroit où elles jaillissent.

Elles sont au nombre de trois, savoir :

La vieille source, dont le rendement est assez variable.

La source de la Grotte et enfin *la nouvelle source*, dont l'eau est très fraîche et très pétillante ; elle est très agréable à boire sur place, aussi bien qu'au loin. Le débit de ces deux sources est considérable et dépasse de beaucoup tous les besoins.

L'eau des *Célestins* est une de celles qui peuvent être ordonnées à distance avec le plus d'avantages.

Ces sources sont indiquées dans la gravelle urique et les coliques néphrétiques qui l'accompagnent, dans la goutte, le diabète et dans les premières périodes des affections chroniques des voies urinaires.

Une rotonde rustique dans laquelle il existe des salons de repos, un billard, des parterres, des allées plantées de beaux arbres, en font un endroit délicieux, qui est fort fréquenté.

SOURCE DU PARC. — Cette source est située sous les ombrages du vieux parc, au centre du beau Vichy ; elle est moins froide et moins active que celle des *Célestins*, mais se digère mieux avec son petit goût soufré.

Elle convient parfaitement au début du traitement alcalin et remplace avantageusement l'*Hôpital* chaque fois qu'il s'agit de combattre des troubles gastriques de peu d'importance, de stimuler les fonctions du tube digestif, d'une façon modérée.

SOURCE MESDAMES. — Cette source, qui jaillit à deux kilomètres de Vichy, près de l'allée Mesdames, en contre-bas de la route de Cusset, est amenée à l'établissement par une canalisation.

Bue à son émergence, l'eau est très fraîche et très gazeuse ; elle s'échauffe un peu dans son trajet, mais ses propriétés n'en restent pas moins intactes.

L'association du bicarbonate de soude au fer et à l'arsenic, contenus dans l'eau de cette source, la rend précieuse aux tempéraments débilités, qui ont besoin d'une médication fortifiante, non susceptible de fatiguer l'estomac. Elle rend la santé aux femmes anémiées, lymphatiques, ou sujettes à des pertes immodérées qui les minent lentement, aux jeunes filles chlorotiques et à toutes les personnes débilitées, qui ont besoin de refaire des globules rouges et d'accroître la richesse de leur sang.

Diverses médications accessoires aident à atteindre ce résultat, ce qui prouve bien que le traitement de Vichy n'affaiblit pas, comme le répètent encore les stations rivales, malgré les affirmations très nettes de MM. Moutard-Martin, Labbé, Huchard et autres célébrités médicales contre ce vain fantôme, *l'alcalinophobie*.

HAUTERIVE. — Hauterive est situé à 6 kilomètres de Vichy. C'est un but de promenade, d'excursion. La source est située dans un parc magnifique.

Cette eau sert uniquement à l'exportation et supporte à merveille le transport à longue distance.

Cela tient non seulement à sa constitution, mais encore à sa température.

C'est une source froide conservant parfaitement le gaz acide carbonique, après la mise en bouteilles ; or, le degré d'intégrité des eaux est dû principalement à la présence en excès de ce gaz, qui tient en dissolution la totalité de leurs principes.